SYMPTÔMES

Direction de la publication : Isabelle Jeuge-Maynart et Ghislaine Stora

Direction éditoriale : Émilie Franc et Julie Martin

Édition : Nathalie Cornellana et Laure Sérullaz

Relecture : Laurence Alvado

Direction artistique : Géraldine Lamy

Couverture et création graphique : Bastien Gélas

Mise en page : Istria

Fabrication : Émilie Latour

ISBN : 978-2-03-604014-4

Imprimé en Espagne par Macrolibros SL
Dépôt légal : janvier 2023
332324 /01 – 11051491 – décembre 2022

Éléonore Merlin
Journaliste RTL

SYMPTÔMES

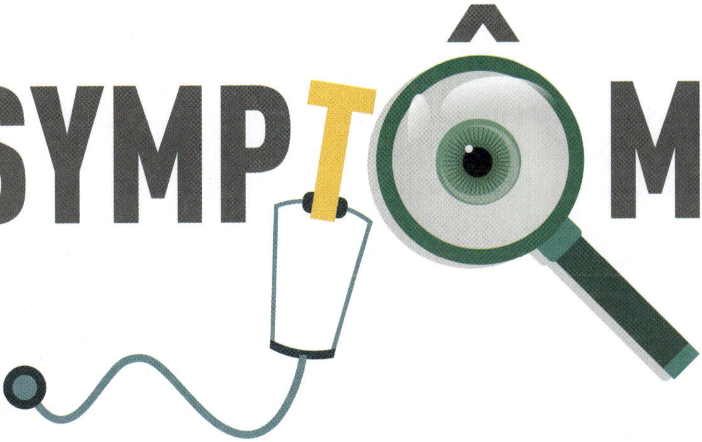

LAROUSSE

Avant-propos

Quand l'idée de ce podcast est née dans les couloirs de RTL, on était au beau milieu du premier confinement. Avril 2020. Un moment où nous étions tous obnubilés par le Covid-19. Comme beaucoup de monde, j'applaudissais chaque soir les soignants à 20 heures avec mes enfants. Et comme beaucoup de monde aussi, j'étais effrayée par ce virus dont on connaissait si peu de choses.

Alors, quand ma responsable m'a confié le projet du podcast, je l'avoue aujourd'hui, j'ai d'abord été réticente. Mener des interviews pour encore entendre parler de maladies et du monde médical me semblait trop anxiogène. Pour moi, comme pour les auditeurs. Est-ce qu'on n'en avait pas assez entendu sur le sujet ? Est-ce qu'il ne fallait pas mieux traiter de toute autre chose ? Puis j'ai commencé à chercher. Et lorsque j'ai contacté les premiers médecins en leur demandant quel cas les avait le plus marqués dans leur carrière, ils m'ont tout de suite captivée.

Symptômes mystérieux, diagnostics complexes, guérisons inespérées... Les histoires que vous allez découvrir, 100 % réelles, sont dignes de scénarios de films à suspense. Certains, comme les professeures Sylvie Odent et Christine Bodemer ou le docteur Marc Pineton de Chambrun, m'ont raconté comment ils avaient dû prendre en charge des patients aux troubles quasiment jamais rencontrés. Comment affronter le sentiment d'impuissance quand on n'a aucun traitement à proposer et que l'état du patient se dégrade ? Comment ont-ils mené l'enquête pour trouver des solutions ? De son côté, la neurologue Emmeline Lagrange m'a fait le récit de ses presque dix ans de recherches pour percer l'énigme d'une épidémie mortelle en Savoie. L'anesthésiste Yassine Rkik, lui, m'a décrit ce jour où il a affronté le pire dans sa spécialité : une patiente impossible à réveiller après son opération. Plusieurs m'ont également expliqué comment ils avaient réussi à déceler des pathologies improbables, en faisant confiance à leur intuition.

Ce livre a l'ambition de transmettre ce que ces médecins m'ont rapporté sans trop de jargon scientifique, mais avec suffisamment d'informations médicales pour pouvoir suivre leurs enquêtes. À travers toutes ces histoires, vous allez entrer dans les coulisses de l'exercice de la médecine d'aujourd'hui et découvrir des femmes et des hommes au grand professionnalisme. Confrontés à des situations peu ordinaires, ils ont su déployer, en plus de leur savoir et de leur écoute attentive, des trésors de ténacité pour guérir leurs patients.

Je remercie tous les médecins et soignants qui se sont confiés à moi sur leur travail avec beaucoup de pédagogie et d'humanité. Ce podcast et ce livre donnent à voir de belles réussites qui ont toutes eu lieu dans les couloirs de nos hôpitaux. Et ce, malgré les difficultés actuelles du secteur de la santé. Les récits anxiogènes que je craignais au départ se sont ainsi transformés en témoignages positifs et inspirants, que je suis très heureuse de mettre en lumière ici.

Éléonore Merlin

Sommaire

UN COUP DE TONNERRE DANS UN CIEL SEREIN

La maladie n'est pas toujours facile à partager avec son entourage. Et quand elle est mentale, c'est souvent encore plus tabou. Pourtant, en France, 1 personne sur 5 est atteinte d'un trouble psychique chaque année. Derrière ce chiffre, il y a des patients en souffrance et des équipes médicales qui se démènent face à des situations parfois extrêmes. En témoigne l'histoire de cette enfant admise pour des troubles mystérieux à l'hôpital Robert-Debré, à Paris. C'est Alicia Cohen, pédopsychiatre, qui me l'a racontée.

Cela se passe un soir de Noël, aux urgences de l'hôpital Robert-Debré, à Paris. Les scintillements de quelques guirlandes ont du mal à faire oublier les longs couloirs blancs et les bips incessants des machines de soins. Il y a un peu moins de personnel que d'habitude : des jeunes médecins, des infirmières et des infirmiers qui assurent le service, pendant que leurs collègues s'affairent en famille autour du sapin et du repas de fête.

Ce sont des soirées souvent calmes aux urgences. Il y a bien sûr les traditionnels accidents de voiture ou domestiques, quand on se dépêche un peu trop de rejoindre le lieu du réveillon ou d'ouvrir les huîtres. Il y a aussi les personnes isolées, qui cherchent un peu d'attention, car ces moments de communion partagée exacerbent souvent les angoisses liées à la solitude.

Mais ce jour-là, c'est une patiente qui ne rentre dans aucune de ces catégories qui se présente à l'infirmière d'accueil : il s'agit d'une enfant de 12 ans. Elle est amenée par sa mère, totalement désemparée, qui dit ne plus la reconnaître. Depuis deux jours, sa fille semble en plein délire. Elle tient des propos incohérents, dort le jour et plus du tout la nuit, et refuse de sortir de chez elle.

En voyant l'enfant, le personnel soignant comprend qu'il y a des raisons de s'inquiéter. La petite fille commence à s'agiter, elle a un regard fuyant et ne répond pas aux questions. Soudain, elle commence à se montrer agressive : un pédopsychiatre d'astreinte est appelé en urgence. Il interroge la mère. Que s'est-il passé ? Sa fille a-t-elle des antécédents médicaux ? A-t-elle déjà eu des problèmes de comportement ? La maman dit que non. C'est la première fois que sa fille se trouve dans un tel état. Cela a commencé en pleine nuit. Elle s'est réveillée en hurlant et, quand sa mère s'est présentée à son chevet, elle marmonnait toute seule, refusait tout contact physique ou oculaire. Elle était comme absente. La mère n'a aucune explication. Elle précise que sa fille a toujours eu de bons résultats à l'école, a des amis, des loisirs, et n'a jamais eu de problème particulier.

Devant l'agitation de l'enfant, il faut parer à l'urgence et tenter de l'apaiser. On lui administre un sédatif. Mais le pédopsychiatre a des doutes : si la patiente n'a jamais déclaré de troubles mentaux auparavant, est-ce que c'est bien de cela dont il s'agit ? Et si elle était atteinte d'une pathologie dont les symptômes ressemblent à ceux d'un trouble psychiatrique ? Cela peut être le cas de certaines maladies auto-immunes ou de tumeurs au cerveau. Le médecin décide de la faire hospitaliser en pédopsychiatrie et prescrit toute une série d'examens pour tenter d'en savoir plus.

Deux jours plus tard, Alicia Cohen revient de congés. Cette pédopsychiatre, dynamique et passionnée par son métier, presse le pas en arrivant dans son service. Âgée d'une quarantaine d'années, elle travaille ici depuis sept ans. Elle s'apprête à retrouver ses patients, ses collègues, à échanger les vœux pour la nouvelle année... Quand soudain, dans le couloir, elle tombe sur la jeune adolescente qui ne va pas mieux. Elle fait des allers-retours à toute allure dans le couloir, à moitié déshabillée, une infirmière lui court après avec ses vêtements, elle parle toute seule, le regard vide, les gestes désordonnés.

Au bureau des infirmières, la médecin demande un rapport détaillé de tous les événements qui ont marqué la vie du service pendant son absence, et notamment les circonstances de l'arrivée de cette enfant. Dans son dossier médical, elle découvre les résultats de ses examens : scanners, prises de sang, IRM et ponction lombaire qui n'ont rien montré, aucune maladie physiologique ne peut expliquer ses symptômes. C'est donc bien la piste d'une pathologie psychiatrique qu'il faut maintenant explorer.

Quant à la mère, de nouveau interrogée par les médecins, elle n'a toujours pas pu apporter des éléments d'explication : le changement brutal de comportement de sa fille lui fait penser à un « coup de tonnerre dans un ciel serein » et elle n'a connaissance d'aucun antécédent psychiatrique dans leur famille.

Alicia Cohen comprend que son retour de congés sera plus mouvementé que prévu. Pour établir le diagnostic, elle doit maintenant organiser une consultation poussée de la patiente, afin d'examiner précisément son comportement et ses symptômes.

Lorsqu'elle entre dans sa chambre, la patiente la regarde à peine. Elle ne tient pas en place, se lève, s'assoit, se déshabille, se rhabille, dérange, puis range ses effets personnels… La docteure essaie d'entrer en contact avec elle, tout en continuant de l'observer attentivement, mais l'enfant l'ignore. Elle parle, sans cesse, mais toute seule. Elle « soliloque », dit-on en psychiatrie.

Soudain, au milieu de son flot de paroles, Alicia Cohen entend qu'elle se présente comme Jésus de Nazareth. Elle marmonne que personne n'est encore au courant, mais que, bientôt, tout le monde saura qu'elle a des dons hors normes, qu'elle est « l'élue ». Parfois, elle s'interrompt et lève les yeux vers le ciel, comme si elle écoutait des voix dans sa tête. Puis elle reprend son débit de parole. Ses idées semblent se bousculer, elle ne finit aucun mot, aucune phrase.

Lorsque Alicia Cohen sort de la chambre, elle a compris. La petite fille coche toutes les cases : elle est en phase maniaque avec des caractéristiques psychotiques. Et cela signifie que, malgré son jeune âge, elle entre dans la **bipolarité**.

Il suffit d'une crise maniaque pour que ce diagnostic s'impose, même si cette enfant n'a pas connu d'épisode dépressif auparavant. Elle n'en aura d'ailleurs pas forcément après. Alicia Cohen annonce le diagnostic aux parents. Elle leur explique que, pour l'aider, un traitement médicamenteux est

Qu'est-ce que la bipolarité ?

Le trouble bipolaire, ou maniacodépression, toucherait entre 1 et 2,5 % de la population française. En général, il se caractérise par une alternance de phases maniaques, où le patient est très actif, exalté et euphorique, et dépressives, où il peut au contraire éprouver une profonde tristesse et perdre tout désir. La maladie se déclare souvent entre 15 et 25 ans. C'est l'une des pathologies psychiatriques les plus graves, car lorsqu'elle n'est pas correctement traitée ou lorsqu'il s'agit d'une forme résistante, elle peut isoler et mener à des abus d'alcool ou de substances illicites, voire à des tentatives de suicide. Mais dans de nombreux cas et sous réserve d'un suivi et d'un traitement adaptés, le pronostic peut être très bon et la maladie rester asymptomatique.

impératif. Elle a bien pesé les bénéfices et les risques, mais devant le caractère aigu des symptômes, elle doit prescrire à la fois un régulateur de l'humeur, le traitement de fond pour la bipolarité, et un neuroleptique qui est un antipsychotique et qui doit agir sur ses hallucinations et ses délires.

La suite de la prise en charge pourrait être simple : la bipolarité est bien connue dans l'histoire de la psychiatrie, les symptômes sont même décrits depuis l'Antiquité et les médicaments sont en général très efficaces pour stabiliser les patients. La docteure n'est pas inquiète, plusieurs adolescents atteints de cette pathologie ont déjà été pris en charge dans son service, la patiente devrait retrouver dans peu de temps ce que l'on appelle en psychiatrie son « état de base ». Elle ne se doute pas encore que cette enfant va se révéler être le cas le plus complexe de toute sa carrière.

Le traitement fonctionne. Peu à peu, le comportement de la petite fille devient moins symptomatique, à tel point que la docteure et son équipe commencent à envisager de la laisser sortir et retourner à l'école. Cela fait un mois qu'elle est dans le service. Mais un matin, quand Alicia Cohen arrive à l'hôpital, on lui apprend que sa patiente est repartie en plein délire. Elle s'agite, tient de nouveau des propos incohérents et montre surtout une agressivité jamais vue auparavant, à la fois verbale et physique.

La docteure est surprise de ce retour en arrière. C'est peut-être simplement une question de posologie. Elle décide d'augmenter légèrement les doses prescrites. Mais rien n'y fait, c'est même de pire en pire. Sa patiente devient intenable, elle hurle, s'en prend physiquement aux infirmières, et la vie dans le service devient soudain compliquée et anxiogène. Et si elle blessait d'autres patients ? Des enfants pris en charge comme elle ?

Alicia Cohen doit alors prendre la douloureuse décision de placer l'enfant dans une chambre d'isolement thérapeutique. Ce sont des pièces insonorisées, toutes blanches, avec des lumières tamisées, qui permettent de sécuriser les patients violents, mais aussi d'atténuer toutes les stimulations sensorielles susceptibles d'exciter leurs sens et d'accroître leurs symptômes.

Quelques semaines s'écoulent. Il faut toujours un certain temps pour parvenir à calmer une phase maniaque, la docteure et son équipe le savent. Mais là, c'est la stupeur dans le service, car ça ne passe pas, malgré l'augmentation des doses. Et la patiente refuse maintenant de prendre ses médicaments. La médecin doit la supplier de les avaler avec son sirop préféré, de la grenadine. On finit par utiliser une sonde pour l'alimenter, l'hydrater et lui faire prendre son traitement. La situation est critique.

Alicia Cohen décide de changer de neuroleptique. Le nouveau fonctionne. Petit à petit, la jeune adolescente devient plus calme, elle ne se prend plus pour Jésus et ne se montre plus agressive. Elle renoue le contact avec les infirmières et aides-soignants, plaisante même avec les autres enfants hospitalisés et peut reprendre ses repas dans la salle commune. Dans le service, le stress a été si intense qu'il y a maintenant une sensation d'apaisement pour tout le monde. Bref, c'est le calme après la tempête.

Mais de nouveau, cette accalmie vole brutalement en éclats, se fracasse contre une nouvelle phase maniaque. Cette fois, la patiente s'enfonce encore plus loin dans son délire. Elle hurle de plus belle qu'elle est Jésus, que personne ne la comprend et ne connaît ses véritables pouvoirs. Au plus fort de son agressivité, elle menace même de poignarder quiconque s'approche d'elle. Elle n'accepte plus rien. Les verres de grenadine mélangée aux médicaments sont jetés au visage du personnel. Cette nouvelle rechute prend tout le monde de court dans le service, qui finit par se sentir abattu. Retour à l'isolement. Retour à la case départ. La deuxième molécule administrée a, elle aussi, échoué, la docteure ne comprend pas. La tension dans le service grignote peu à peu le mental des soignants, jusqu'à leur vie personnelle. Difficile, de retour chez soi, d'oublier totalement la souffrance de cette enfant.

Bien sûr, il reste à Alicia Cohen de nombreuses options thérapeutiques. Compte tenu du jeune âge de sa patiente, elle avait démarré doucement. Mais plus le choix. Il faut maintenant passer à une bithérapie. Elle rajoute à son traitement du lithium, un autre régulateur de l'humeur très efficace dans la bipolarité. Et de nouveau, cela va très vite mieux. Cependant... après quelques semaines d'amélioration, c'est de nouveau la stupeur dans le service : ça repart. Le même délire, la même manie, mais avec toujours plus de violence. Et retour à la case isolement.

« Mais bon sang, quelle bipolarité peut résister à un tel traitement ! », se demande la médecin. Cette fois, la situation menace d'être incontrôlable. Des infirmières à bout partent en arrêt maladie. On a peur pour les autres patients, pour le personnel, et bien sûr pour elle, cette enfant, de 12 ans seulement, que rien ne semble pouvoir apaiser. Dans l'urgence, on change encore de neuroleptique, on continue le lithium, mais on augmente encore un peu les doses. Puis arrive ce que la docteure redoutait. Le corps de la patiente se met à mal supporter cette accumulation de médicaments. Elle est prise de nausées, de vomissements, et se met à avoir des tremblements et des convulsions.

On imagine alors le désarroi dans les couloirs du service de pédopsychiatrie de Robert-Debré. Alicia Cohen est effondrée. Elle a l'impression d'être dans une impasse. C'est comme si le cerveau de cette patiente se jouait d'elle et de toute son équipe. Comme si sa pathologie méprisait cet arsenal médicamenteux qui fonctionne si bien sur les dizaines de milliers de malades pris en charge pour bipolarité en France. « Pourquoi cela n'a pas d'effet sur elle ? Qu'est-ce qu'on rate ? », se demande sans cesse la médecin.

Sa patiente hante ses jours, ses nuits, la vie dans le service. Cela fait trois mois et quatre traitements qu'elle est dans un état psychique incontrôlé, avec des phases maniaques très exacerbées, qui alternent avec des accalmies. Il faut réfléchir, prendre du recul. Ne plus considérer les traitements classiques comme des évidences. Ne plus voir cette bipolarité-là comme les autres. Alicia Cohen le sait : quand une pathologie est bien connue, des automatismes professionnels peuvent s'installer et empêcher d'avoir la bonne distance, nécessaire à une prise en charge efficace.

Un jour où la malade est au plus mal a lieu « le staff ». C'est un moment important dans un service hospitalier, celui où toutes les professions médicales, médecins, internes, infirmiers, aides-soignants, se réunissent pour discuter des patients. Cette fois, évidemment, son cas concentre toutes les inquiétudes et les discussions.

Autour de la table, les visages sont préoccupés. La situation est inédite. On sait que plusieurs facteurs, comme l'absorption de drogues et d'alcool à haute dose, des dettes de sommeil ou un stress intense, pourraient déclencher des crises, surtout sur un organisme déjà fragilisé psychiquement. Mais là, cette patiente est surveillée 24 heures sur 24 à l'hôpital depuis plusieurs mois, elle a une hygiène de vie très contrôlée. Qu'est-ce qui peut déclencher ses rechutes ?

Alicia Cohen évoque la piste de la sismothérapie, un traitement par électrochocs qui peut être efficace pour soulager les phases maniaques résistantes aux médicaments. Mais pour les enfants, l'attente est relativement longue et il n'y a plus de temps à perdre pour cette patiente.

Une infirmière prend alors la parole. Elle connaît bien la patiente, jusque dans son intimité. Elle ne sait pas si cela a de l'importance, mais elle a remarqué qu'à chaque fois que la jeune fille rechutait dans une phase maniaque, tout de suite après, elle avait ses règles.

L'équipe se fige. Le syndrome prémenstruel pourrait-il être un catalyseur, un déclencheur de ses phases maniaques ? Est-ce vraiment possible ? Quelqu'un a déjà entendu ça ? Non. Mais pourquoi pas après tout. On reprend le dossier, on étudie les cycles de la jeune adolescente et toutes ses crises maniaques. On pointe les améliorations, les moments d'accalmie où on a été à deux doigts de la laisser rentrer chez elle, suivis des rechutes, systématiques. Et en effet, ces rechutes interviennent une fois par mois. Et comme l'a signalé l'infirmière, elles précèdent, à chaque fois, la survenue des règles de la patiente.

L'équipe médicale décide d'ajouter à son traitement contre la bipolarité une simple pilule contraceptive qui supprimera les règles de la jeune fille. Le cycle prémenstruel arrive. L'équipe médicale retient son souffle. Et ça marche.

La docteure n'en revient pas. Cela fait trois mois qu'elle voit cette malade quotidiennement, elle pensait avoir tout vu, tout perçu, mais elle se dit que rien ne vaut la proximité des infirmières pour déceler le petit signe qui va tout faire basculer. En se renseignant dans les publications scientifiques, elle apprend que ce cas n'est pas unique, mais très rare. Sa bipolarité n'est bien sûr pas déclenchée par les règles, mais la tempête hormonale du syndrome prémenstruel représente un stress pour l'organisme, qui peut effectivement faire office de déclencheur des phases maniaques.

Cette fois, on ne crie pas victoire trop vite. Après tous ces rebondissements et faux espoirs, Alicia Cohen attend encore deux mois avant de considérer sa patiente réellement stabilisée. Pendant ce temps, l'amélioration de son état se poursuit. Elle peut même reprendre le fil de sa scolarité interrompue, grâce à l'école installée dans le service, où des professeurs viennent chaque jour pour faire la classe aux enfants proches de la sortie de l'hôpital. L'adolescente fait plaisir à voir. Elle redevient souriante et blagueuse avec les soignants. Le jour de son départ, tout le personnel est ému : jamais un enfant n'était resté aussi longtemps hospitalisé dans le service. Près de cinq mois.

Deux ans plus tard, la jeune fille va beaucoup mieux. Elle a pu retrouver sa vie d'adolescente, avec ses amis, ses activités, et sa scolarité au lycée se passe bien. Une fois, ça a dérapé. Elle s'était sentie mieux et avait arrêté son traitement, sans en parler à ses parents. Quelques semaines plus tard, elle avait de nouveau été hospitalisée en plein délire. Mais depuis, aucun nouvel incident à signaler. Elle a compris que son traitement était vraiment indispensable.

Elle a appris à accepter sa maladie et à vivre avec. La docteure et son équipe lui ont donné des clés pour s'auto-surveiller et repérer tout de suite les signes qui montrent qu'elle risque de démarrer une phase maniaque : quand elle se met à parler trop vite, que ses idées se bousculent dans sa tête, qu'elle commence à ne plus avoir envie de dormir. Dans ce cas, elle doit en parler à ses proches, et surtout à ses médecins. Car comme lui a martelé Alicia Cohen : « Il est plus facile d'arrêter un train qui vient de partir de la gare qu'un train lancé en pleine vitesse. »

« C'est vraiment la patiente emblématique de notre service, car sa prise en charge a duré très longtemps, avec des moments où on était assez désespérés, il faut bien le reconnaître. Dans cette histoire, il y a eu un investissement vraiment total de l'équipe de pédopsychiatrie de Robert-Debré qui ne comptait pas ses heures. Et puis, cette histoire montre aussi que la coopération entre tous les soignants est vraiment un atout. Écouter les infirmières et les infirmiers, les aides-soignants qui jouent avec les enfants, qui passent des moments différents avec eux et qui voient d'autres choses que nous, médecins, c'est très important. J'en étais déjà persuadée avant, mais cette histoire me l'a encore prouvé. Il faut savoir ouvrir un peu les horizons et réfléchir avec tout le monde, même parfois avec plusieurs autres spécialités, si on veut vraiment se donner toutes les chances de comprendre un tableau clinique complexe. »

—— *Alicia Cohen*

CAS D'ÉCOLE

Quand on doit subir une anesthésie générale, le dernier visage que l'on voit, juste avant de s'endormir, c'est celui du médecin anesthésiste. À ce moment-là, on est souvent anxieux. On se demande si le produit va faire effet et si on va se réveiller comme prévu. Et si tout se passe bien, comme c'est le cas la plupart du temps, nos angoisses s'évaporent dans le sommeil et nous laissent très peu de souvenirs. Yassine Rkik, jeune anesthésiste-réanimateur, est ce visage penché sur les malades juste avant leur opération. Il nous raconte ici comment une de ses patientes s'est ainsi endormie, paisiblement, avant de lui donner des sueurs froides dont il se souviendra longtemps…

Yassine Rkik est âgé d'une trentaine d'années et commence tout juste sa carrière d'anesthésiste-réanimateur. Chaque jour, lorsqu'il arrive à l'hôpital, il a comme premier réflexe de consulter le programme de sa journée. Il regarde dans quel service il est affecté (ça change quotidiennement) et la liste de ses interventions. En un coup d'œil, il peut ainsi organiser mentalement sa journée et commencer à préparer les médicaments anesthésiants dont il aura besoin, en fonction des antécédents des patients et de l'opération prévue.

Quand il était interne, il se souvient que ses professeurs insistaient sur l'immense responsabilité des anesthésistes. La moindre erreur médicamenteuse ou de dosage peut en effet avoir des conséquences dramatiques, même s'il faut rappeler que les accidents sont extrêmement rares. Les décès liés aux anesthésies générales sont de l'ordre de 1 sur 145 000 selon une étude récente de l'Inserm. Et ce chiffre ne fait que baisser depuis plusieurs décennies, grâce aux progrès de la médecine.

Un matin, il voit qu'il est affecté en cardiologie. La journée se déroule comme d'habitude, il effectue plusieurs anesthésies sans problème particulier. Vers 17 heures, il se prépare à endormir une de ses dernières patientes. Cette femme doit être opérée pour une **fibrillation auriculaire**. Son cœur bat irrégulièrement et cela commence à la gêner au quotidien. C'est une pathologie très courante à son âge. Par ailleurs, elle est plutôt en bonne santé. Elle a un peu d'hypertension artérielle, mais là encore, c'est plutôt classique à 60 ans. Après cette patiente, l'anesthésiste enchaînera sur une garde de nuit en réanimation, sa journée est donc loin d'être finie.

Il s'approche d'elle dans le bloc opératoire. Elle est d'apparence tranquille, mais il décèle chez elle un peu d'anxiété. Yassine Rkik y est habitué. C'est un moment où les patients se sentent particulièrement vulnérables. Ils savent qu'à partir de là, ils ne maîtrisent plus rien : ils vont être endormis avant d'être confiés au chirurgien. Cela peut donner le vertige.

Qu'est-ce que la fibrillation auriculaire ?

La fibrillation auriculaire est une forme d'arythmie cardiaque, une anomalie du rythme du cœur au cours de laquelle les battements deviennent irréguliers. Elle est soit permanente, soit paroxystique, c'est-à-dire qu'elle survient par crises qui peuvent durer plusieurs jours. Son incidence augmente avec l'âge, les pathologies cardiaques, l'obésité et le syndrome d'apnée obstructive. Elle concerne 1 % de la population générale, mais surtout les personnes âgées : plus de 10 % des plus de 80 ans sont touchés.

Alors, pour détendre ses patients, Yassine Rkik leur parle toujours un petit instant avec le sourire, en finissant de préparer ses médicaments. Il demande à la patiente de s'imaginer dans un endroit agréable, pourquoi pas au bord de la mer, au soleil. Il sait que le produit anesthésiant diffuse un peu de chaleur dans les veines et veut la rassurer. Tout se déroule à merveille, elle s'endort en trois minutes à peine : l'intervention peut commencer.

Pour soigner cette forme d'arythmie cardiaque, il faut neutraliser les zones impliquées dans ces battements irréguliers. Elles se situent dans les cavités supérieures du cœur, appelées « oreillettes ». Le chirurgien utilise la cryothérapie, c'est-à-dire qu'il brûle les zones qui dysfonctionnent à l'aide d'un produit très froid. Pour les atteindre, un cathéter est introduit dans l'artère fémorale, au niveau de l'aine.

L'opération est un succès. Le cardiologue, que Yassine Rkik connaît bien, est satisfait : le rythme cardiaque de la patiente est de nouveau régulier. Elle est transférée en salle de réveil. Elle devrait rouvrir les yeux d'ici une quinzaine de minutes.

Yassine Rkik est déjà parti s'occuper d'autres malades quand il reçoit un appel de l'infirmière anesthésiste. Elle lui signale que le quart d'heure s'est écoulé, mais que la patiente ne s'est pas réveillée. Pas de quoi s'alarmer, il la rejoint tout de même quelques minutes plus tard.

Il tente de stimuler la femme endormie, en l'appelant par son prénom, son nom de famille. Il l'interpelle de plus en plus fort, tout en tapotant ses mains. Il hausse encore le ton : « Réveillez-vous, Madame », demande-t-il énergiquement plusieurs fois. Habituellement, ce type de stimulation fait son effet, mais là, force est de constater que la patiente ne montre aucune réaction. Elle est dans le coma le plus profond, selon le **score de Glasgow**.

On est à trente minutes de l'arrêt de la diffusion des médicaments anesthésiants dans son corps. Il s'agit sans doute d'un « retard de réveil », c'est-à-dire que la patiente ne reprend pas conscience dans les délais calculés en fonction de son gabarit et des produits utilisés. Cela arrive. Elle peut ouvrir les yeux d'une minute à l'autre. Il laisse l'infirmière anesthésiste à son chevet.

Qu'est-ce que le score de Glasgow ?

Le score de Glasgow, ou échelle de Glasgow, a été développé par les neurologues écossais G. Teasdale et B. Jennet, en 1974. Il permet d'évaluer l'état de conscience d'un patient. Il peut aller de 3 (le stade du coma profond) à 15 quand la personne est parfaitement consciente. Les trois critères pris en compte sont l'ouverture des yeux, la réponse verbale et la réaction motrice. Il permet aux médecins, dans un contexte d'urgence, de communiquer et d'agir plus rapidement.

Une quinzaine de minutes plus tard, il revient et trouve la patiente exactement dans le même état. Inerte, avec un score de Glasgow toujours au stade du coma profond. On est maintenant à quarante-cinq minutes de l'arrêt des médicaments. Certes, il peut encore s'agir d'un « retard de réveil ». Cependant, d'autres hypothèses beaucoup plus préoccupantes doivent maintenant être prises en compte. Et en premier lieu, l'hémorragie cérébrale.

Pour éviter la formation de caillots liée à la pose du cathéter, pendant l'opération, un produit anticoagulant chargé de fluidifier le sang a été administré à la patiente. Il y a donc un risque, même minime, d'hémorragie. Le seul moyen pour le vérifier, c'est de réaliser un scanner. En urgence, car c'est une pathologie très grave.

La tension monte d'un coup. L'anesthésiste appelle le radiologue de l'hôpital et le prévient qu'il lui amène tout de suite une patiente qui ne se réveille pas. Il est 18 h 30, l'hôpital commence à se vider de son personnel de jour, et Yassine Rkik marche au pas de course dans le couloir avec les brancardiers.

Le scanner est effectué quelques minutes plus tard. Le radiologue a injecté un produit de contraste à la patiente afin de pouvoir détecter la moindre anomalie de circulation sanguine dans son cerveau. Mais l'image est normale et ne montre ni saignement, ni lésion, ni artère bouchée.

Quand Yassine Rkik reçoit le résultat, il comprend qu'il doit passer à une autre hypothèse pour expliquer le sommeil profond de sa patiente. Cela fait un peu plus d'une heure et demie maintenant qu'elle aurait dû se réveiller.

L'anesthésiste décide de la transférer en réanimation. C'est plus prudent. Il ne sait toujours pas ce dont elle souffre et il ne peut pas exclure une éventuelle défaillance d'organe qui nécessiterait des soins urgents. Et comme il est de garde cette nuit dans le service, il va pouvoir poursuivre lui-même sa prise en charge.

Il est 19 heures. À cet instant-là, Yassine Rkik est stressé. Il se demande ce qu'il va pouvoir faire de cette patiente qui ne se réveille pas. Il est en plein doute. Il devine l'urgence de son état et le poids de la responsabilité s'abat sur ses épaules de jeune anesthésiste-réanimateur.

Lorsqu'on prend une garde à l'hôpital, on commence toujours par ce qu'on appelle « les transmissions » avec l'équipe que l'on remplace. C'est le moment où ceux qui s'en vont partagent avec les suivants toutes les informations nécessaires sur les patients qui se trouvent dans le service : leur pathologie, leur état actuel, leurs traitements... Pendant qu'il recueille tous ces éléments, Yassine Rkik a la tête ailleurs, dans la chambre de sa patiente. Son esprit bouillonne. Depuis le début, il pense à une hypothèse, mais n'ose pas trop y croire. Maintenant que le temps s'est encore un peu plus écoulé et que le scanner cérébral a été effectué, elle s'impose de nouveau à lui.

Et si sa patiente avait été victime d'une **embolie gazeuse** artérielle cérébrale ? Ce qui entraverait la circulation sanguine et pourrait entraîner un coma, comme le sien ?

Mais comment ces bulles d'air auraient-elles pu passer ? Lors de la pose du cathéter dans l'artère fémorale ? C'est possible, même si c'est extrêmement rare et complexe à prouver. Car Yassine Rkik ne peut pas vérifier cette hypothèse, les bulles d'air dans les artères du cerveau sont trop petites pour être visibles au scanner ou à l'IRM. Le seul moyen de diagnostiquer l'embolie gazeuse, c'est l'oxygénothérapie hyperbare : il faut administrer à la patiente de l'oxygène à haute pression pendant une séance de deux heures. Cet oxygène va passer dans le sang et faire disparaître l'azote présent dans les bulles d'air. Elles vont ainsi se détruire spontanément et la circulation sanguine sera rétablie. Si, après ce traitement, la patiente se réveille, c'est qu'il s'agissait bien d'une embolie gazeuse artérielle cérébrale.

Mais il y a encore un obstacle : la pathologie étant très rare, il n'existe qu'un seul lieu permettant d'obtenir ce traitement en Île-de-France, à l'hôpital Raymond-Poincaré de

Qu'est-ce que l'embolie gazeuse ?

L'embolie gazeuse est due à la migration de bulles de gaz dans des vaisseaux sanguins. Elle est soit artérielle, soit veineuse. Elle peut être provoquée par une irruption accidentelle lors d'une intervention médicale ou à la suite d'une décompression brutale dans le cadre d'une plongée sous-marine, par exemple. Les symptômes sont des signes neurologiques soudains, parmi lesquels des convulsions, un coma ou un déficit moteur et des troubles visuels.

Garches. Là-bas se trouve un caisson hyperbare, une sorte de chambre hermétique où les patients victimes d'embolie gazeuse, d'intoxications au monoxyde de carbone ou d'accidents de plongée sont enfermés. Le principe : leur délivrer de l'oxygène pur dans ce caisson où la pression ambiante est supérieure à la pression atmosphérique, afin de permettre une oxygénation maximale de leur sang et de leurs cellules.

Est-ce que c'est bien cela dont sa patiente a besoin ? Yassine Rkik hésite encore un peu à déclencher toute la procédure, sachant qu'il n'a aucune certitude. Mais alors, un souvenir de ses cours de médecine, quatre ans auparavant, lui revient subitement en mémoire. Ses professeurs avaient l'habitude de marteler aux étudiants anesthésistes : tout événement neurologique inexpliqué – comme le coma de cette patiente –, dans un contexte où une embolie gazeuse a pu se produire, doit être considéré et traité comme une embolie gazeuse, jusqu'à preuve du contraire.

La voix de ses professeurs résonne encore dans sa tête. S'il a la moindre suspicion, il doit agir le plus rapidement possible. Car le temps est compté. Yassine Rkik se remémore aussi une étude médicale israélienne qui avait estimé qu'il fallait intervenir en moins de quatre heures après une embolie gazeuse pour espérer voir un patient s'en sortir sans séquelle. Au-delà, le risque est important et la mortalité élevée.

Cela fait trois heures que l'opération de la patiente s'est terminée. Il lui reste donc à peine une heure. Il prévient le cardiologue qui est au courant depuis le début de ce mystérieux « retard de réveil » et l'informe qu'il va transférer la patiente pour vérifier cette hypothèse d'embolie gazeuse. Le chirurgien est d'accord avec lui, il ne voit pas d'autre option.

Yassine Rkik appelle ensuite les médecins de Garches et eux aussi n'ont aucun doute : qu'il fasse transporter la patiente au plus vite, ils préparent tout pour l'accueillir. Le SAMU la prend en charge quinze minutes plus tard et le véhicule part, toutes sirènes hurlantes, pour l'hôpital Raymond-Poincaré et son caisson hyperbare. Un peu plus tard, le médecin de Garches prévient Yassine Rkik : elle est bien arrivée, elle a tout de suite été mise dans le caisson et le traitement a démarré.

Resté seul à l'hôpital, l'anesthésiste est anxieux. Il a deux heures devant lui à attendre, avec l'espoir que sa patiente se réveille enfin, après le traitement. Un peu plus tôt, il a prévenu la famille. Sans entrer dans les détails, il a expliqué qu'il y avait eu un problème, qu'elle avait été admise en réanimation et qu'il les tiendrait au courant. Ses proches étaient sous le choc. L'intervention ne devait durer que quelques heures et ils l'attendaient pour dîner. Il espère leur apporter une bonne nouvelle dans la nuit.

Le médecin de Garches rappelle enfin. Il informe Yassine Rkik que le traitement s'est très bien déroulé. Il vient de confier la patiente au SAMU qui doit la ramener. Il précise que la patiente devrait se réveiller dans une heure, s'il s'agissait bien d'une embolie gazeuse.

L'anesthésiste est fébrile pendant tout ce temps. Il passe régulièrement une tête dans la chambre de la patiente endormie, mais toujours rien. Une demi-heure plus tard, en revenant la voir, Yassine Rkik s'arrête net : elle a enfin ouvert les yeux et tente de bouger ses mains. Très vite, il la rassure : il lui explique qu'elle est en réanimation, c'est pour cela qu'elle est attachée, pour éviter qu'elle arrache ses tuyaux involontairement.

Elle semble comprendre ce que le médecin lui dit, c'est déjà une bonne chose. Après lui avoir fait retirer le respirateur, il effectue quelques tests neurologiques pour dépister d'éventuelles séquelles. Apparemment, elle n'en a aucune. Elle peut bouger les bras, les jambes, effectuer des mouvements oculaires ou des gestes simples quand on le lui demande et s'exprime correctement. Pour Yassine Rkik, la pression retombe d'un coup. Il est profondément soulagé. Il appelle tout de suite le cardiologue pour le rassurer lui aussi.

Quelques heures plus tard, au petit matin, il effectue de nouveau les mêmes tests neurologiques, qui sont encore une fois bons. La patiente est vraiment sortie d'affaire. Joviale, bavarde, elle est d'ailleurs à mille lieues d'imaginer par quelle situation extrême elle est passée. Le médecin le lui explique, mais elle ne réalise pas vraiment. Elle est très satisfaite de savoir que sa pathologie cardiaque, la fibrillation auriculaire, a été soignée. Elle n'a maintenant qu'une hâte : rentrer chez elle. Et Yassine Rkik le sent bien, elle ne voit pas vraiment qui il est, elle se souvient à peine que c'est lui qui l'a endormie avant son opération et encore moins de ce qu'il a fait pour elle cette nuit. Le jeune anesthésiste me dit dans un sourire, pour conclure : « On est un peu les médecins de l'ombre de l'hôpital, c'est comme ça... »

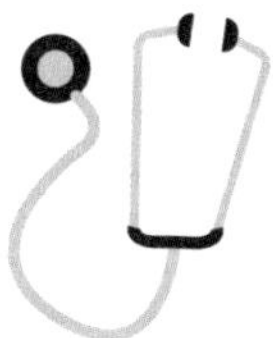

« Ce qui rend incroyable cette histoire pour moi, c'est la pathologie elle-même. En tant que médecin, on n'est pas sûr de rencontrer ça une fois dans sa vie ! Et puis surtout, l'élément le plus important, c'est que ça finit bien. Je pense que, dans le cas contraire, j'aurais probablement enfoui le drame dans un coin de ma tête. C'est un mécanisme de défense qu'on peut avoir face à des événements qui se passent mal, on essaie de jamais s'en souvenir, on les met de côté, parce que, sinon, on n'arrive pas à avancer. Donc au final, malgré tous les zigzags d'émotions et tous les coups de stress qu'on a pu avoir pendant cette prise en charge, c'est un très bon souvenir, et ce cas m'a aussi davantage donné confiance en moi. Et la confiance qu'on a en nous quand on est médecin, c'est indispensable pour être un bon praticien. Cette histoire m'a vraiment beaucoup apporté pour toutes ces raisons. »

—— *Yassine Rkik*

OBJET NON IDENTIFIÉ

Les médecins en font souvent le constat : leur savoir médical, acquis lors de longues années d'études, ne suffit pas toujours. Il faut de l'intuition, de l'expérience et, de temps en temps, carrément de la chance. Celle qui fait, par exemple, qu'une étape ne se déroule pas comme d'habitude et qu'au bout du compte, on comprend que cela a permis d'éviter un drame. En témoigne cette prise en charge, racontée par le professeur Nicolas Leboulanger.

Le cauchemar des parents, c'est son quotidien. Nicolas Leboulanger est chirurgien ORL (oto-rhino-laryngologiste) depuis une dizaine d'années à l'hôpital Necker des enfants malades, à Paris. C'est donc un habitué des petits objets avalés, des perles et petits pois introduits dans le nez ou les oreilles pour s'amuser. En général, les parents s'en aperçoivent relativement vite, le chirurgien enlève le corps étranger et l'enfant repart sans séquelle. Mais parfois, les choses ne se déroulent pas aussi simplement. Surtout si l'objet est coupant ou pointu, ou s'il contient des particules toxiques.

Un jour, le professeur reçoit des parents très inquiets avec leur petit garçon de 18 mois. Ils habitent loin de Paris, mais on les a orientés ici, dans cet hôpital de référence, car le cas de l'enfant apparaît complexe. Depuis trois mois environ, il refuse tout aliment solide et ne consent à avaler que des purées très mixées, des compotes ou des liquides. Il a déjà perdu 3 kg, ce qui est très anormal à cet âge. Les parents expliquent aussi qu'il ronfle beaucoup la nuit et que son nez coule légèrement, en permanence : on appelle ça une « rhinorrhée ».

Au départ, ils ont pensé à un rhume tenace. Tous les parents de jeunes enfants le savent : les microbes circulent très bien à la crèche, les virus s'attrapent, repartent et reviennent sans cesse. Il y a eu ensuite un changement de lait, puis un nouveau biberon qui semblait moins convenir... Autant d'éléments qui pouvaient expliquer qu'il mange si peu. Mais au bout de trois mois et 3 kg perdus, ils ont compris que leur fils souffrait peut-être d'un problème sérieux. Ils ont alors consulté leur pédiatre qui a suggéré une **hypertrophie des végétations adénoïdes**, une pathologie courante chez les enfants.

Tous les symptômes du petit garçon correspondent. Le médecin de famille adresse donc les parents de l'enfant pour avis à un confrère oto-rhino-laryngologiste, avant la programmation d'une éventuelle opération.

En l'examinant, l'ORL pense, lui aussi, à une hypertrophie des végétations. Pour le vérifier, en général, il faut procéder

Qu'est-ce que l'hypertrophie des végétations adénoïdes ?

Les végétations adénoïdes sont des tissus situés au fond du nez, à l'entrée de l'appareil respiratoire. Elles ont un rôle de protection immunitaire contre les virus et bactéries. Mais parfois, elles sont hypertrophiées et gênent l'enfant pour respirer par le nez, notamment la nuit. Cela peut aussi entraîner des rhinopharyngites et des otites à répétition. En fonction du diagnostic, un traitement médicamenteux peut être prescrit, mais si les symptômes persistent, il faut procéder à une ablation chirurgicale.

à une endoscopie. Cependant, le pédiatre prescrit une radio de la tête et du cou, et c'est un coup de chance, car sur l'image, non seulement il constate une hypertrophie des végétations, mais il découvre autre chose : la présence d'un petit objet rond coincé dans l'œsophage du petit garçon. Il pense tout de suite à une pièce de monnaie, l'objet le plus fréquemment avalé par des enfants en bas âge.

Les parents sont tout de suite avertis, ils doivent se rendre à l'hôpital. Il faut extraire la pièce au plus vite, les végétations attendront. L'œsophage, qui relie la bouche à l'estomac, est un conduit flexible qui peut laisser passer de gros morceaux d'aliments, mais il a ses limites, et le risque est qu'il soit bouché ou perforé par l'objet ingéré.

Il faut procéder par voie endoscopique, une technique moins invasive qu'une opération chirurgicale avec ouverture cutanée. Une anesthésie générale est pratiquée, puis le chirurgien introduit son endoscope, un tube optique muni d'un éclairage, avec de petits outils pour extraire l'objet. En général, cette opération n'a rien de compliqué. Mais dans le cas de cet enfant, le spécialiste n'y arrive pas. La pièce de monnaie est très enclavée. Une inflammation s'est en effet propagée tout autour, et les tissus ont tellement épaissi qu'elle est à peine visible lors de l'exploration endoscopique.

Le chirurgien se demande même comment l'enfant parvenait encore à absorber des liquides et des purées. La situation se complique. Le spécialiste décide un transfert immédiat du petit garçon à l'hôpital Necker, plus équipé pour ce type d'opération délicate. C'est ainsi qu'il arrive, avec ses parents, dans le bureau de Nicolas Leboulanger.

Lorsque le professeur le rencontre, il remarque tout de suite que l'enfant est amaigri, mais observe qu'il ne semble pas souffrir. Il programme une nouvelle endoscopie pour le lendemain et, en attendant, demande à son équipe d'effectuer des tests alimentaires. La situation s'est aggravée. Désormais, même les compotes et les purées ont du mal à passer, l'enfant n'accepte plus que des liquides.

Pour bien préparer l'opération qui s'annonce difficile, le professeur fait réaliser un scanner thoracique. Il veut voir si l'objet est toujours au même endroit, de quelle façon il est enclavé et par quel chemin il va pouvoir l'atteindre avec son endoscope. Il observe attentivement les tissus qui ont gonflé autour pour protéger l'œsophage de ce corps étranger. Mais en regardant davantage l'image, il découvre un élément inquiétant. Il a l'impression de voir des lésions sur l'œsophage, ressemblant à des brûlures. Le professeur blêmit. Le seul objet capable de causer ce type d'atteinte, c'est une **pile bouton**. C'est le pire scénario dans son service ORL pédiatrique. Celui qui peut causer la mort ou laisser de graves séquelles.

Une fois coincée, la pile bouton continue en effet de délivrer de l'énergie sur la muqueuse avec laquelle elle est en contact. En deux heures seulement, elle peut occasionner des brûlures chimiques sévères. Petit à petit, les tissus autour peuvent même se nécroser. C'est particulièrement dramatique lorsque la pile est dans l'œsophage, car en cas de perforation, il existe des risques d'infection dans le médiastin, une zone située derrière le cœur et entre les poumons.

Les pensées s'accélèrent dans la tête du chirurgien. Mais en réfléchissant, il commence à douter. Même s'il a cru voir des lésions sur le scanner, il se dit que c'est impossible qu'il s'agisse d'une pile bouton. Les symptômes du petit garçon et l'ingestion de ce corps étranger remontent à trois mois environ. L'enfant serait mort depuis longtemps. Le chirurgien ne comprend pas.

L'heure de la nouvelle endoscopie arrive et Nicolas Leboulanger découvre ce qu'il craignait : des tissus noircis et vraisemblablement nécrosés sur l'œsophage de l'enfant. Le professeur fait tout ce qu'il peut pour extraire l'objet, mais encore une fois, c'est irréalisable, au risque de blesser le petit garçon. La méthode endoscopique a ses limites. Il doit passer le relais à ses confrères chirurgiens viscéraux. Le lendemain, une nouvelle opération est programmée. Une incision au niveau du cou est effectuée, et l'objet est enfin retiré : c'est bien une pile bouton.

Comment est-ce possible ? Tout le monde est stupéfait dans le service ORL de Necker. Le professeur a malheureusement vu passer de nombreux enfants en bas âge ayant ingéré une pile bouton, mais aucun ne l'a gardée pendant plusieurs mois coincée dans son œsophage. C'est totalement inédit pour lui. Il repasse tout en revue, et après avoir

Les dangers de la pile bouton

L'ingestion d'une pile bouton est très dangereuse et nécessite une prise en charge hospitalière immédiate. Depuis vingt ans, en France, 4 500 appels d'urgence ont été passés pour ce motif et 6 personnes en sont mortes, dont 5 jeunes enfants. Lorsqu'elle est introduite dans le nez ou dans une oreille, les conséquences peuvent être graves également et entraîner une perforation de la cloison nasale ou des lésions importantes au tympan. Les médecins comme Nicolas Leboulanger multiplient les messages de prévention en direction des parents de jeunes enfants, mais aussi des fabricants d'objets électroniques, afin qu'ils les sécurisent le plus possible, en isolant la pile dans un compartiment à vis, par exemple.

beaucoup réfléchi, il a un scénario qu'il imagine probable. Le petit garçon de 18 mois a avalé la pile sans que personne ne le voie. Elle a commencé à attaquer les tissus de son œsophage, mais son organisme s'est tout de suite défendu en formant une sorte de protection autour. D'où son enclavement dans les tissus enflammés. L'œsophage a tout de même fini par être perforé, mais de la même façon, des tissus se sont encore une fois développés pour empêcher toute fuite de bactéries dans le médiastin. L'élément déterminant, qui a sans doute sauvé la vie de cet enfant, c'est que la pile devait être peu chargée. Elle a dû cesser assez rapidement de délivrer de l'énergie, et les lésions ont donc été moins importantes. En revanche, les tissus gonflés ont réduit le passage dans l'œsophage, entravant son alimentation.

L'enfant s'est très bien remis de cet épisode. Son œsophage a correctement cicatrisé et une alimentation riche en calories et en nutriments lui a permis de reprendre des forces et du poids dans le service du professeur. Les médecins l'ont gardé quelques jours de plus pour effectuer son opération des végétations qui s'est, elle aussi, très bien déroulée. À sa sortie de l'hôpital, il mangeait et dormait tout à fait normalement, comme les autres enfants de son âge.

En le voyant quitter le service, le professeur songe que ce petit garçon est bel et bien passé à côté du pire. Car plus le temps passait, plus la situation devenait critique, principalement à cause de sa sous-alimentation qui gênait son développement, et donc sa résistance face à ce corps étranger. Et c'est à ce moment-là que le professeur comprend que, si le premier ORL consulté s'était limité à une endoscopie pour le problème de végétations soupçonné au départ, il n'aurait pas vu l'objet coincé. L'opération, non urgente, aurait été programmée plusieurs semaines plus tard, et c'était autant de temps perdu avant d'enlever la pile. Finalement, peut-être que cet examen, plus vraiment recommandé aujourd'hui pour explorer la zone nasale, a sauvé la vie de ce petit garçon.

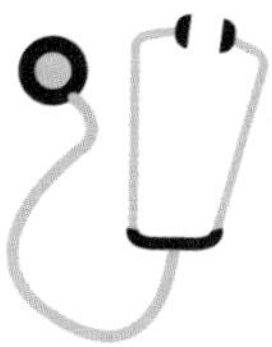

« Je raconte souvent ce cas pour alerter sur les dangers des piles boutons. C'est un combat au long cours. En tant que médecin, cette histoire m'a rappelé qu'on ne doit pas perdre de vue qu'un enfant qui nous est adressé pour quelque chose peut avoir une pathologie complètement différente. Il faut toujours questionner les raisons pour lesquelles on vous adresse un patient et l'examiner dans son ensemble. Cette histoire m'a aussi marqué par un cumul à la fois de chance et de malchance. La malchance, c'est d'abord que l'ingestion est passée inaperçue et que l'enfant a dû être asymptomatique au début. Et la chance, c'est cette radio pratiquée et aussi que la pile devait être peu chargée, et donc qu'elle a provoqué relativement peu de lésions. Et puis, c'est aussi un exemple parmi d'autres, bien sûr, de patients qui présentent quelque chose de potentiellement très grave et qui, en fait, heureusement, s'en sortent très bien. Donc, on est toujours heureux d'avoir ces bonnes surprises à l'hôpital. »

— *Nicolas Leboulanger*

COMME UNE ÉPIDÉMIE (PARTIE 1)

Cette histoire a tout du scénario d'un film mêlant drame et suspense. À Montchavin, petit village de haute montagne avec ses paysages idylliques, soudain, le malheur frappe. Un par un, plusieurs habitants qui se connaissent bien apprennent qu'ils sont touchés par l'incurable maladie de Charcot. Pourquoi eux ? Pourquoi ici ? Alors que la psychose s'installe, des médecins tentent de comprendre et de mettre un coup d'arrêt à ce qui ressemble à une épidémie. Emmeline Lagrange, neurologue au centre hospitalier universitaire de Grenoble, m'a raconté cette incroyable enquête médicale.

C'est une patiente de 43 ans qui, sans le vouloir, a donné l'alerte. En janvier 2010, cette maman d'une petite fille a rendez-vous avec Emmeline Lagrange au service de neurologie de l'hôpital de Grenoble. Elle habite dans un village de Savoie, Montchavin, et c'est sa médecin généraliste qui l'envoie. Quelques mois auparavant, alors qu'elle était plutôt sportive, elle a soudain eu des difficultés à marcher et à effectuer certains gestes de la vie quotidienne. Sa docteure a alors soupçonné une polyradiculonévrite, une maladie inflammatoire du système nerveux. Souvent, les personnes qui en souffrent ressentent des picotements et des fourmillements dans les membres. Elles ont aussi un mauvais équilibre, car elles ne perçoivent pas bien le sol sur lequel elles se trouvent. Plusieurs traitements existent et améliorent, la plupart du temps, nettement les symptômes. Pourtant, aucun ne fonctionne pour cette patiente. La médecin commence à douter de son diagnostic. Elle lui a recommandé de se rendre au centre hospitalier universitaire de Grenoble pour une consultation.

La patiente est prise en charge et subit une ponction lombaire afin de repérer d'éventuels marqueurs d'inflammation. Les résultats sont normaux. Elle a ensuite rendez-vous avec Emmeline Lagrange, spécialiste des maladies neuromusculaires. La neurologue réalise un électromyogramme qui doit mesurer la vitesse de l'influx électrique dans ses nerfs moteurs. L'examen est très utile pour diagnostiquer une polyradiculonévrite, car dans cette maladie, la circulation de l'influx nerveux est parfois bloquée par endroits et surtout très ralentie. La vitesse moyenne constatée est d'environ 30 mètres par seconde pour les personnes atteintes contre 50 dans la population générale.

La neurologue étudie donc ces deux examens, et le résultat est sans appel : il ne s'agit pas d'une polyradiculonévrite. L'électromyogramme montre une autre anomalie inquiétante : les muscles de la patiente semblent ne jamais être au repos. Des influx électriques la parcourent en permanence. Emmeline Lagrange remarque que ce symptôme est même presque visible à l'œil nu, avec des petites contractions involontaires sur ses bras, ses jambes, mais aussi son visage. Les neurologues connaissent bien ces mouvements, qu'ils appellent des « fasciculations ». Pour la médecin, le diagnostic est clair et malheureusement beaucoup plus grave que celui évoqué jusqu'ici : cette femme est atteinte d'une **sclérose latérale amyotrophique** (SLA), aussi appelée « maladie de Charcot ».

Il va falloir maintenant annoncer ce lourd diagnostic à la patiente. Mais avant, la neurologue appelle sa consœur, la généraliste qui lui a adressé la jeune mère de famille. Elle souhaite la prévenir qu'il va falloir accompagner et soutenir cette femme dans les semaines, mois et années à venir. Emmeline Lagrange veut aussi vérifier qu'elle est suffisamment informée sur la SLA. La maladie étant très rare, elle suppose qu'elle n'en a jamais pris en charge au cours de sa carrière.

Mais au téléphone, la conversation prend un tour inattendu. Dès qu'elle entend le mot « sclérose latérale amyotrophique », la médecin généraliste s'exclame : « Ce n'est pas possible, ça ne peut pas recommencer ! » Elle explique qu'elle connaît déjà quatre personnes atteintes de cette maladie dans le village de la patiente. Statistiquement, c'est insensé. On ne compte que 2 ou 3 cas de SLA diagnostiqués par an sur 100 000 personnes. Dans une carrière de médecin généraliste, suivre un patient souffrant de cette maladie

Qu'est-ce que la sclérose latérale amyotrophique ?

La sclérose latérale amyotrophique (SLA) est une maladie neuromusculaire qui se caractérise par la perte progressive des nerfs moteurs, ou motoneurones, assurant la liaison entre le système nerveux central et les muscles. Peu à peu, les muscles des malades ne répondent plus aux influx électriques, puis se paralysent, avec en même temps des symptômes de non-repos qui sont les fasciculations. Il n'existe pour le moment pas de traitement curatif de cette maladie et le décès intervient en général trois à cinq ans après le diagnostic, le plus souvent quand les muscles respiratoires sont atteints.

rare, c'est déjà assez exceptionnel. Alors 3, 4 et maintenant 5, dans un village de 200 habitants à peine... Des deux côtés du téléphone, c'est la sidération.

La médecin généraliste prévient Emmeline Lagrange que l'annonce du diagnostic risque d'être un moment particulièrement difficile. La patiente sait en effet très bien à quoi s'attendre, car parmi les 4 cas du village, il y a deux collègues qu'elle connaît bien, elle sait ce qu'ils endurent. La médecin viendra la chercher en voiture à l'arrêt du car quand elle rentrera ce soir. Elle veut être présente pour la soutenir.

En effet, le rendez-vous est douloureux. Dans le bureau d'Emmeline Lagrange, la patiente et son mari s'effondrent, avec les mêmes mots que la médecin généraliste : « Ce n'est pas possible, ça ne peut pas recommencer. » Puis la femme se redresse. Elle regarde la neurologue droit dans les yeux et lui dit : « Il faut que l'on comprenne ce qu'il se passe. Pourquoi est-on si nombreux dans le village ? Il faut que ça s'arrête. Je veux bien tout faire pour vous aider. » Elle propose à la médecin de prélever son sang, ses cheveux, tout ce dont la neurologue aurait besoin pour ses recherches. Elle est inquiète pour son mari, sa fille et son village tout entier. Emmeline Lagrange est émue par sa combativité, admirative de sa générosité, et profondément ébranlée par ce mystère scientifique, qu'elle ne peut pour le moment pas du tout expliquer.

Comme beaucoup de médecins, la neurologue essaie de se préserver et de tout oublier de ses patients quand elle rentre le soir chez elle. Mais ce jour-là, c'est impossible. Elle rappelle la médecin généraliste de Montchavin et lui raconte l'annonce du diagnostic. Elle lui dit aussi qu'elle a pensé à quelque chose : elle a déjà entendu parler d'une concentration de cas de SLA quelque part, sur l'île de Guam, dans le Pacifique. Elle se souvient qu'une toxine présente dans l'alimentation était en cause. Elle va se renseigner.

Cette idée ne la quitte plus. Le lendemain, au travail, elle appelle son collègue et ami le professeur William Camu, spécialiste de la SLA à l'hôpital de Montpellier. Elle sait qu'il a déjà effectué des recherches sur une surincidence de la maladie, notamment dans la région du bassin de l'étang de Thau, dans l'Hérault. Il avait justement exploré la piste de cette toxine sur l'île de Guam.

William Camu est en effet tout de suite très intéressé par ce qu'elle lui décrit. Il lui conseille de prévenir aussitôt les autorités en émettant une alerte auprès de l'INVS, l'Institut national de veille sanitaire. Elle pourra peut-être obtenir des fonds et des équipes spécialisées pour l'aider dans ses recherches. Il lui recommande également de bien conserver tous les prélèvements biologiques des personnes malades, comme leur sang, leur liquide céphalo-rachidien... Tous les indices seront peut-être utiles au fur et à mesure de l'avancée de son enquête. Enfin, il la met en garde : il faut qu'elle commence par dresser un arbre généalogique des personnes malades, pour prouver qu'ils n'ont aucun lien de parenté. Car si les causes de la plupart des cas de maladie de Charcot restent inconnues à ce jour, on estime que 5 % sont dus à des mutations génétiques héréditaires. Il faut d'abord vérifier cette piste même si, comme elle, il pense à une autre explication, probablement liée à l'environnement des personnes touchées.

Ils évoquent ensemble le cas de l'île de Guam. Dans les années 1950, ses habitants étaient anormalement nombreux à être touchés par une forme de démence et des symptômes de la maladie de Charcot et de Parkinson. Leur mal, incurable, a été nommé « le syndrome de l'île de Guam ». Peter Spencer, un éminent chercheur américain, a rapidement soupçonné la piste alimentaire. En 2003, l'énigme a peut-être été résolue : les malades auraient été victimes d'une toxine présente dans les graines d'un palmier, le cycas, très répandu sur l'île. Comment ? En mangeant des chauves-souris qui en consommaient. La toxine contenue dans la graine des cycas, appelée BMAA, est restée le principal suspect de ce mystérieux syndrome. Sur l'île de Guam, les habitants ont modifié leur alimentation et le nombre de cas a diminué. Les deux médecins se demandent maintenant si les malades de Montchavin sont, eux aussi, victimes d'une toxine présente dans leur environnement...

Ils échangent beaucoup les semaines suivantes et contactent aussi Vincent Bonneterre, spécialiste des maladies professionnelles pouvant avoir une origine toxique. Avec lui, ils font la liste de tous les facteurs de risques potentiels déjà identifiés pour la SLA, mais jamais prouvés. Il y a d'abord les métaux lourds. D'ailleurs, le village a été construit sur une ancienne mine de fer. La contamination au plomb est aussi envisagée, comme l'hypothèse d'une neige artificielle utilisée à l'époque en station et dans laquelle on trouverait de l'aluminium. Justement, sa patiente habite près d'un canon à neige. La piste du radon, un gaz cancérigène, mais aussi d'agents chimiques, industriels ou agricoles, est également envisagée. Et pourquoi pas aussi l'hypothèse infectieuse ? Un virus serait-il présent dans le réseau d'eau du village ? Il faut effectuer des prélèvements tous azimuts. D'autant que le temps presse. Un mois plus tard, Emmeline Lagrange diagnostique un nouveau cas de SLA, un homme qui habite tout près des autres malades. Il faut impérativement passer au crible ce que ces personnes ont en commun : leur eau, l'air qu'ils respirent et la terre qu'ils cultivent.

La visite au village a lieu l'été suivant. Emmeline Lagrange arrive sur place avec plusieurs de ses confrères, dont une équipe d'épidémiologistes spécialement venue de Limoges. La médecin les attend avec le maire et plusieurs habitants, des malades et leurs proches, mais aussi des riverains inquiets. L'atmosphère est pesante, tout le monde est très concentré. Le groupe se déplace de maison de malade en maison de malade. Les médecins, aidés des employés municipaux, regardent s'il existe encore des canalisations en plomb et scrutent le réseau d'eau : si un produit toxique ou un virus circulait, comment alimenterait-il les malades ? Eux et pas les autres habitants de Montchavin ?

Les chercheurs effectuent de nombreux prélèvements sur l'eau potable, la terre des jardins, les fruits et légumes cultivés dans les potagers. Les habitants leur donnent un échantillon de neige artificielle gardé spécialement pour eux au congélateur. Le groupe a bien travaillé. C'est l'heure de la pause-déjeuner. Tout le monde se rend au café du village pour se restaurer. On commande de l'eau en bouteille, on ne sait jamais, les analyses vont peut-être révéler une contamination. Emmeline Lagrange se souvient très bien de ce moment. En terrasse, le paysage est sublime. Le ciel est d'un bleu pur et le mont Blanc leur fait face, massif, sous le soleil. Elle attrape un journal qui traîne sur la table. Et se décompose. En « une », la photo d'un homme atteint de la SLA qui organise une collecte de fonds pour faire avancer la recherche. Un malade qu'elle ne connaît pas et qui habite juste à côté. On en est au septième cas, c'est un cauchemar !

À ce moment-là, la neurologue se sent complètement dépassée. Sa venue sur place la renforce dans l'idée qu'il ne peut pas s'agir d'un hasard. Tous ces habitants vivent dans un mouchoir de poche. Ils sont atteints d'une des maladies les plus graves qui existent et vont mourir les uns après les autres. Elle a rencontré tous ces habitants inquiets et pleins d'espoir. Elle leur a serré la main, a lu leurs attentes sur leurs visages. Certains lui ont dit qu'ils envisageaient de quitter leur maison avec leur famille, pour se protéger de ce qui ressemble à une malédiction. Elle est en plein désarroi.

Lorsqu'elle rentre à Grenoble, elle envoie tous les prélèvements au laboratoire. Mais les espoirs de comprendre rapidement s'effondrent. Les résultats reviennent tous négatifs. Il n'y a aucun élément alarmant dans l'alimentation et l'eau de ce village. Il y a, certes, un peu de plomb dans les canalisations de certains habitants, mais justement, pas chez les malades. Cela fait trois ans que sa patiente a été diagnostiquée et elle succombe finalement des suites de la maladie. La chercheuse se souvient de sa proposition et effectue des prélèvements sur son corps, et notamment son cerveau. Là non plus, rien n'est trouvé. La flambée de cas de maladie de Charcot à Montchavin reste un mystère.

COMME UNE ÉPIDÉMIE (PARTIE 2)

Cela fait un peu plus de trois ans que l'énigme de Montchavin hante la neurologue Emmeline Lagrange. À l'affût de toute nouvelle piste pour expliquer cette flambée de maladie de Charcot, elle se rend régulièrement dans le village pour effectuer des prélèvements. Les analyses biologiques ne donnant rien, elle va devoir passer au crible le mode de vie des habitants, pour tenter de trouver ce qui les rend malades.

La malédiction semble toujours planer au-dessus des paysages verdoyants de Montchavin. De nouveaux cas de sclérose latérale amyotrophique sont diagnostiqués par la docteure, mais malgré les déplacements des chercheurs, les prélèvements et les multiples analyses, aucun élément n'en ressort. Même la piste de la toxine BMAA, origine probable du syndrome de l'île de Guam, est explorée. L'Agence nationale de recherche (ANR) débloque des fonds pour tenter de la détecter à Montchavin et ses environs, mais c'est un nouvel échec. L'Institut national de veille sanitaire (INVS) envoie aussi des équipes, notamment statisticiennes, pour tenter de trouver un lien entre les différents patients. Sans succès non plus.

Emmeline Lagrange continue d'évoquer le cas de Montchavin aux colloques et congrès auxquels elle participe, mais elle suscite maintenant un certain scepticisme. Plusieurs de ses confrères la renvoient à la piste génétique, suggérant que ces « montagnards » ont peut-être un ancêtre commun qu'ils ignorent et qui leur a transmis la mutation d'un gène responsable de leur maladie. On lui parle même d'un éventuel manque de vitamines, et quand elle apprend que l'INVS classe l'enquête dans l'attente de nouveaux éléments, c'est le coup de massue. La neurologue est découragée. Mais pas question pour elle de baisser les bras.

Avec son confrère William Camu, elle décide de changer de méthode et de revenir aux fondamentaux : l'étude de terrain. Elle se souvient alors de cet homme en « une » du journal local, qui se mobilisait avec son association pour lever des fonds contre la SLA. Elle l'appelle et tombe sur Gilles Houbart, la soixantaine. Il a été diagnostiqué en février 2011, soit une année après sa patiente. Ses années de maladie, il a décidé de les consacrer entièrement à son combat pour faire connaître la sclérose latérale amyotrophique et faire progresser la recherche. Il propose tout de suite son aide à la neurologue.

Par le biais de son association La longue route des malades de la SLA, il va parvenir à lever des fonds qui seront utiles pour analyser de nouveaux prélèvements d'eau et de nourriture des habitants. Il organise également un tour de

France en fauteuil roulant électrique, ralliant la Savoie au ministère de la Santé, pour « secouer les pouvoirs publics ». Mais ce n'est pas tout. Anciennement guide de haute montagne, moniteur de parapente et chauffeur de car, Gilles Houbart est quelqu'un de jovial et de très entouré. Il connaît tout le monde dans les environs, même les malades qui ont déménagé, et a côtoyé ceux qui sont malheureusement décédés. Il raconte qu'untel faisait du kayak avec untel le samedi matin. Deux autres randonnaient souvent ensemble en montagne. Peu à peu, il va permettre à Emmeline Lagrange de recueillir une foule de renseignements, une aide précieuse pour la prochaine étape de son enquête.

Avec l'objectif de trouver un lien entre les différents malades, la neurologue et William Camu élaborent des questionnaires détaillés d'une quinzaine de pages destinés aux habitants de Montchavin. Qu'ils soient atteints ou non de la SLA, toutes leurs habitudes sont passées au crible : alimentation, pratiques sportives, consommation de tabac, antécédents médicaux, produits chimiques utilisés dans la vie professionnelle et domestique... Emmeline Lagrange se rend désormais deux ou trois fois par an dans le village pour les faire remplir. Elle vient les week-ends, avec son mari et ses enfants, et tisse toujours plus de liens avec les habitants. Elle leur promet qu'elle n'abandonnera pas son enquête.

Les deux chercheurs parviennent ainsi à recueillir plusieurs centaines de questionnaires, rangés dans des cartons dans leurs bureaux. C'est un travail titanesque de les éplucher et de comparer les réponses avec celles d'autres patients de la région grenobloise suivis par Emmeline Lagrange, mais aussi de l'Hérault où le professeur William Camu exerce.

Au final, ces données permettent d'identifier trois habitudes communes aux patients atteints de SLA dans le village : ils consomment beaucoup de gibier, de champignons et de pissenlits cueillis dans la montagne. Et la plupart du temps, leurs proches, non malades, ne partagent pas ces goûts. Mais que faire de ces éléments qui, éventuellement à part les champignons, n'ont rien de toxique ? Les mois défilent, et un jour, en lisant une publication scientifique, elle découvre que le professeur Peter Spencer, celui qui aurait résolu le mystère de l'île de Guam, vient assister à un congrès de neurologie en France. C'est à Strasbourg. Il faut absolument y aller pour rencontrer cet éminent toxicologue américain et lui parler de Montchavin. William Camu s'organise pour s'y rendre et espère attirer l'attention de ce scientifique reconnu. Et c'est exactement ce qu'il se passe. Quand le chercheur de Montpellier lui décrit la situation, l'Américain répond sans hésiter : « C'est un second Guam. Il ne faut rien lâcher. »

Quelques semaines plus tard, Emmeline Lagrange et William Camu organisent une visioconférence avec Peter Spencer. Ils lui détaillent tous les éléments recueillis depuis le début de leur enquête. Le spécialiste de l'île de Guam s'intéresse particulièrement aux résultats des questionnaires remplis par les habitants. Il est convaincu qu'il faut creuser la piste des trois points communs identifiés chez les malades, et notamment celle des champignons. Il leur raconte que récemment, dans le Michigan, il a été appelé pour une surincidence de troubles neurologiques, qui s'est révélée liée à la consommation de morilles. Or, à Montchavin, les malades ramassent essentiellement des chanterelles, mais aussi des morilles.

Peter Spencer leur propose de venir dans le village. Le rendez-vous est pris en juillet. Emmeline Lagrange a du mal à y croire. Le professeur est en quelque sorte une star de la neurologie. Elle ne pensait pas pouvoir travailler avec lui un jour. On est en 2017. C'est réconfortant, sept ans après le début de son enquête, de recevoir cet appui de renom.

Lorsque le toxicologue américain arrive à Montchavin, tout est prêt pour l'accueillir. La salle des fêtes est comble. Les chercheurs et le maire expliquent aux habitants que le professeur est là essentiellement pour creuser la piste de leur consommation de champignons. Il va falloir l'aider et lui décrire précisément les variétés et les quantités consommées, mais aussi les modes de cuisson. Plusieurs personnes prennent alors la parole, conscientes que leur témoignage est important. Un interprète se charge de les traduire à Peter Spencer, qui prend des notes attentivement.

La plupart confirment consommer des **morilles**, un champignon tout à fait comestible, mais qui peut être toxique si on ne le cuit pas suffisamment. Or, cela semble bien être le cas de nombreux habitants, qui décrivent un mode de cuisson pas du tout approprié : ils les saisissent simplement dans une poêle et les congèlent avec l'eau de cuisson avant de les refaire chauffer. Ainsi, ils en consomment toute l'année.

À la fin de la réunion, la salle des fêtes se vide. Les chercheurs se demandent si le fait de ne pas cuire suffisamment les morilles et d'en manger d'importantes quantités peut réellement expliquer les cas de SLA. Ils en doutent. Un vieux monsieur du village s'approche alors d'eux et leur souffle : « Ils ne vous ont pas tout dit. » Sans en dévoiler davantage, il leur suggère d'aller interroger deux familles sur leur consommation de champignons. Emmeline Lagrange

Que risque-t-on en mangeant des morilles crues ou pas assez cuites ?

Les morilles sont toxiques quand elles sont consommées peu cuites, voire crues, ou alors en très grosse quantité. Dans ce cas, elles peuvent causer des troubles neurologiques et digestifs : nausées, vomissements, diarrhées, mais aussi des vertiges, troubles de la vue et tremblements. Ces signes d'intoxication disparaissent en général en 24 heures.

suit aussitôt son conseil, mais les personnes désignées ont le regard fuyant et disent n'avoir rien de plus à ajouter. Les chercheurs sont intrigués, mais décident de poursuivre leur travail sans y prêter plus d'attention.

Dans tout le village, ils récupèrent les bocaux et les barquettes congelées de champignons conservés par les familles, parfois depuis plusieurs années. La plupart proviennent directement des maisons de malades atteints de la SLA. Peter Spencer repart aux États-Unis et Emmeline Lagrange envoie les échantillons à analyser à Grenoble, puis en Allemagne dans un laboratoire plus spécialisé.

Et pour la première fois depuis le début de l'enquête, les résultats montrent quelque chose. C'est le choc. Le laboratoire a découvert des espèces de champignons totalement inattendues dans les bocaux et barquettes des personnes malades : des gyromitres, aussi appelés « fausses morilles ».

Enfin, un élément concret. Les gyromitres sont en effet des champignons vénéneux, dont on connaît la toxicité depuis longtemps, surtout quand ils ne sont pas suffisamment cuits. Alors, ils peuvent entraîner à court terme des troubles neurologiques et digestifs, voire endommager le foie et les reins. Ils contiennent de l'hydrazine, une toxine similaire à celle qui avait été identifiée par Peter Spencer sur l'île de Guam. Les gyromitres ont été interdits à la vente en France en 1991. Mais alors, pourquoi les habitants en consomment ? Est-ce qu'ils les confondent avec les morilles qui leur ressemblent un peu ?

Emmeline Lagrange veut en avoir le cœur net. Après avoir alerté les habitants du village sur sa suspicion, avec son mari et ses enfants, elle consacre encore plusieurs week-ends à ramasser des champignons avec un passionné du village, qui connaît tous les coins prisés des cueilleurs dans les environs. Avec lui, elle découvre que les lieux où poussent les gyromitres sont parfaitement identifiés. Il lui apprend que, encore récemment, certains habitants les recherchaient particulièrement. Ils considèrent le gyromitre comme un champignon de gourmet. Les motifs sanitaires de son interdiction n'ont pas été compris.

Cela paraît clair, le lien entre les malades de Montchavin est fait : tous ont consommé de grandes quantités de gyromitres. Leurs proches ont confirmé qu'ils les cuisaient très peu pour garder un maximum d'arômes, et ce, pendant de nombreuses années. Leur consommation était festive, sur le lieu de travail ou lors de loisirs communs. Ils n'avaient pas l'habitude d'en consommer dans le cadre familial, et heureusement. Les conjoints des malades n'en mangeaient jamais et empêchaient leurs enfants d'y toucher, pensant que ces champignons étaient difficiles à digérer. En voulant préserver leur foie, ils échappaient peut-être à la SLA.

Emmeline Lagrange se souvient que l'annonce des résultats de leur enquête a été douloureuse dans le village. Certes, il y avait le soulagement d'avoir enfin résolu l'énigme. Mais il y avait aussi cet immense regret des habitants de ne pas avoir empêché leurs proches de manger ces champignons interdits.

Depuis, évidemment, le gyromitre n'est plus consommé dans le village et il n'y a plus eu de nouveau cas de SLA diagnostiqué. Les travaux d'Emmeline Lagrange, William Camu et Peter Spencer ont été publiés dans une prestigieuse revue de neurologie. Ils poursuivent leurs recherches sur les facteurs environnementaux pouvant causer la SLA, et notamment les effets de l'hydrazine, très toxique et toujours utilisée dans l'industrie chimique. Au total, 14 cas de SLA ont été dénombrés dans le village de Montchavin entre 1990 et 2018.

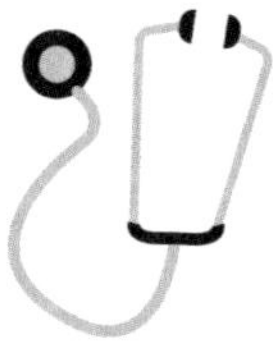

« Quand on a trouvé, ça a été un vrai soulagement, avec une certaine culpabilité quand même : ne pas y avoir pensé plus tôt. Ne pas avoir imaginé que ça pouvait être les champignons, ça, je m'en veux encore, parce qu'on avait presque la solution sous les yeux. Elle était dans ces boîtes de questionnaires qu'on a mis du temps à analyser. On aurait peut-être dû aussi partir plus tôt sur cette hypothèse. Peter Spencer me dit qu'on a été beaucoup plus vite que pour Guam, mais bon, je crois qu'il est gentil.

Aujourd'hui, je retourne encore régulièrement dans le village, à la fois pour continuer de ramasser les champignons dans le cadre du projet de recherche, devenu depuis européen, et par amitié, parce qu'à force d'y aller, avec ma famille, on s'est tous attachés à ses habitants. On porte les T-shirts de l'association de Gilles Houbart, lui aussi malheureusement décédé depuis, et je suis contente d'avoir transmis tout ça à mes enfants. Je resterai toujours marquée par le courage et la générosité de ces patients qui se sont tous mobilisés au maximum pour éviter la maladie aux autres, leurs proches et le reste du village. »

— Emmeline Lagrange

CONTRE-TRANSFERT

L'annonce d'un diagnostic grave n'est sans doute jamais facile pour les médecins. Plusieurs fois, pendant mes interviews, j'ai essayé d'en savoir plus sur ce qu'ils ressentaient à ce moment-là. Mais ils ont souvent beaucoup de pudeur quand on les interroge là-dessus. Cela fait partie de leur métier, ils assument. Point barre. Et puis, j'ai rencontré Marine Crest et ses questionnements sur la relation patient-médecin. Elle m'a confié comment elle avait fini par trouver la bonne distance, pour ne pas se noyer dans les malheurs de certains malades, tout en ne tombant pas dans l'indifférence. En cela, l'un de ses patients l'a beaucoup aidée. Elle m'a raconté son histoire.

C'est un homme de 37 ans, marié et père de deux enfants, qui mène une carrière d'avocat parisien avec la vie qui va avec : des journées de travail à rallonge, du stress et beaucoup trop de dossiers terminés à coups de cafés-cigarettes. Depuis quelque temps, il se sent fatigué. Il a perdu du poids, a mauvaise mine et est essoufflé au moindre effort. C'est justement le cas ce dimanche matin. Il est parti acheter du pain et des croissants, et au retour, dans une côte, il a du mal à respirer. En passant devant l'hôpital, il ralentit le pas et se dit qu'il devrait peut-être aller consulter. Avec un peu de chance, les urgences seront désertes, il sera de retour chez lui dans une heure, et sa femme et ses enfants se seront à peine aperçus qu'il a été plus long que prévu.

Au départ, cela paraît un bon calcul. Il n'y a en effet presque personne ce matin-là et il pense repartir bientôt avec une prescription de médicaments et la traditionnelle injonction d'arrêter de fumer. À l'accueil, il explique ses difficultés respiratoires, et rapidement, on l'emmène effectuer une radio pulmonaire. Plus tard, dans la salle d'attente, il commence à trouver le temps long. Un médecin finit par lui demander de le suivre. La mine soucieuse, il lui montre sa radio et lui explique qu'il y a une anomalie : l'un de ses poumons est noir, c'est normal, mais l'autre est blanc, ce qui signifie qu'il est plein de liquide. C'est un **épanchement pleural**. Il faut l'hospitaliser. L'homme tombe des nues. Il rechigne un peu à renoncer définitivement à son dimanche en famille, puis fait ce qu'on lui dit. Il est admis en service pneumologie.

Le lendemain matin, Marine Crest, jeune médecin d'une trentaine d'années, arrive. Elle vient de finir son internat et exerce ici en tant que cheffe de clinique. Comme tous les lundis matin, les événements qui se sont déroulés le week-end sont passés en revue. L'admission de ce patient est évoquée. Pour le moment, son dossier est plutôt mince : il est indiqué son âge, sa consommation de tabac et son épanchement

Qu'est-ce que l'épanchement pleural ?

L'épanchement pleural désigne la présence anormale de liquide ou d'air dans la plèvre, la membrane qui recouvre presque complètement les poumons. Lorsque c'est de l'air, cela provoque un pneumothorax. Dans le cas de liquide, cela entraîne une inflammation de la plèvre aussi appelée « pleurésie ». Le principal symptôme est une difficulté respiratoire (dyspnée) : l'inspiration est difficile, car les poumons entourés d'eau n'ont plus assez de place dans la cage thoracique pour se remplir d'air. Pour guérir un épanchement pleural, il faut en trouver la cause. Pour cela, il faut pratiquer une ponction afin de prélever le liquide et l'analyser.

pleural. C'est presque tout. Pourtant, cela suffit au chef de service qui dirige la réunion pour prononcer rapidement le mot : « cancer ». Pour lui, le sort du patient est presque réglé, il faut le transférer en oncologie pour confirmer le diagnostic.

Marine Crest prend alors la parole. Mais enfin, il a 37 ans, est-ce que cela ne peut pas être autre chose ? Il existe tout de même plusieurs pathologies qui se caractérisent par la présence d'eau dans les poumons. La jeune médecin énumère la tuberculose, une pneumonie, une insuffisance cardiaque ou encore une maladie auto-imumune… Le chef de service la laisse finir, puis répète, toujours sûr de lui : « cancer ». Mais il lui dit aussi qu'il est important de suivre ses intuitions. Qu'elle mène l'enquête. À partir de maintenant, cet homme est « son » patient. La docteure apprécie beaucoup ce chef de service brillant, mais elle est persuadée que, dans ce cas précis, il va trop vite. Elle a envie de le lui prouver.

Quand son patient la voit arriver, il l'accueille plutôt fraîchement. Il est agacé. Cela fait près de 24 heures qu'il est ici, et à part une radio et une prise de sang, il ne s'est rien passé : qu'est-ce qu'il fait là et combien de temps va-t-il encore devoir rester ? Marine Crest le comprend. Et en fait, malgré ses plaintes, elle le trouve sympathique. Pendant qu'elle l'examine, ils en viennent à plaisanter, à parler de leurs enfants, et notamment de leur petite dernière qui a le même âge. Elle lui explique pourquoi il est important de comprendre l'origine de sa pleurésie et lui assure que cela devrait aller vite maintenant.

Elle commence par lui ponctionner l'eau de ses poumons. Il y en a plusieurs litres. Tout de suite après, il se sent mieux et réalise à quel point il respirait mal avant. On lui fait ensuite de multiples prélèvements qui partent dans des laboratoires pour être analysés. Elle lui fait également passer un scanner thoracique, plus précis qu'une radio. Marine Crest est stressée. Et si on découvrait une tumeur ? Mais non. Rien n'est détecté. Juste un petit ganglion au niveau du médiastin. À ce moment-là, la jeune médecin ne peut pas s'empêcher d'aller voir son chef de service pour lui annoncer que son patient n'a pas de tumeur au poumon. Cela veut bien dire, qu'*a priori*, il n'a pas de cancer... Mais elle le sait, elle n'a pas encore la moindre idée de ce dont il souffre.

Il faut maintenant attendre les résultats. Marine Crest a balayé très large, à la recherche d'une bactérie ou d'un virus pouvant causer ces atteintes respiratoires et cet épanchement pleural. La médecin laisse son patient sortir de l'hôpital et retourner à sa vie familiale et professionnelle. Elle le tiendra au courant dès qu'elle en saura plus. Pendant deux semaines, elle reçoit presque chaque jour un nouveau résultat, toujours négatif. Une fois, elle croit avoir trouvé : un prélèvement semble mettre en évidence une tuberculose, mais après vérification, cette piste doit, elle aussi, être écartée. Un jour, alors qu'elle discute avec son chef de service devant la photocopieuse qui sert aussi de fax, une feuille sort envoyée par un laboratoire d'analyses. Elle lit le nom de son patient. Et le diagnostic écrit en bas de la page : **« adénocarcinome bronchique »**. Marine Crest blêmit : c'est un cancer. Le chef de service la regarde et lui dit : « Bon, eh bien, il va falloir que tu lui dises. »

La jeune médecin est sous le choc. Un cancer du poumon ? Alors que son patient n'avait pas de tumeur visible au scanner thoracique ? Oui, cela peut arriver. La toute petite masse qu'elle avait repérée dans le médiastin, c'était en fait une métastase. Il y en a aussi dans le liquide qui lui a été ponctionné dans les poumons. La maladie est malheureusement très avancée et le pronostic est sombre pour son patient.

Marine Crest comprend brutalement que, depuis le début, c'est comme si elle était atteinte d'une forme de déni, comme si elle refusait le diagnostic de cancer pour cet homme proche d'elle en âge et pour lequel elle a de la sympathie. La docteure comprend qu'elle ne maîtrise pas encore son « contre-transfert », c'est-à-dire l'influence qu'exerce son patient sur ses sentiments inconscients. Pourtant, elle le sait, il faut maintenant surmonter ses émotions pour revenir à l'essentiel : la prise en charge médicale urgente du malade.

Qu'est-ce que l'adénocarcinome bronchique ?

L'adénocarcinome ou carcinome bronchique est une forme de cancer qui se développe dans les zones périphériques du poumon à partir des cellules des bronches. La consommation de tabac est de loin le premier facteur de risque de ce cancer. Mais il ne faut pas négliger les expositions à certaines pollutions chimiques ou environnementales. Il s'agit du troisième cancer le plus fréquent en France. Sa fréquence d'apparition stagne chez l'homme, mais progresse fortement chez la femme. Le taux de survie à cinq ans augmente, il reste cependant faible, en dessous de 20 %.

Elle a envie de l'appeler tout de suite pour se mettre dès maintenant à combattre la maladie. Il faudrait qu'il soit dans les murs de l'hôpital dès lundi matin. Mais elle hésite. Son cours de médecine sur l'annonce des diagnostics graves lui revient en mémoire. Elle en a retenu qu'il valait mieux éviter de le faire par téléphone et en fin de journée, les heures du soir étant plus propices aux idées noires. Elle regarde sa montre. On est vendredi, il est 18 heures. Si elle écoute ses professeurs, c'est le pire moment. Mais elle est tiraillée. Elle se dit qu'elle n'a qu'à lui dire qu'elle a obtenu une petite partie des résultats et qu'il serait bien de faire un point ensemble sur la suite de sa prise en charge. Rester évasive, mais tout faire pour qu'il vienne le plus vite possible pour commencer les traitements.

Le patient décroche. Il est déjà en week-end en Normandie avec sa famille et lui dit d'emblée que cela ne l'arrange pas du tout de venir à l'hôpital le lundi qui vient, il a des rendez-vous importants pour son travail. Marine Crest insiste. Il résiste, puis demande pourquoi. Elle tente d'éluder, il ne se laisse pas faire. Si elle a une partie des résultats, qu'elle lui dise ce qu'elle sait, bon sang ! Elle finit par lui annoncer qu'il est atteint d'un cancer. Le silence se fait. Puis il conclut rapidement la conversation en disant : « OK, je serai là lundi matin. »

Quand Marine Crest le revoit, elle le trouve changé. En l'espace d'un week-end, il a psychologiquement basculé du monde des bien-portants à celui des malades, et ça se voit sur son visage. Il est prêt à se battre contre son cancer. Elle se dit qu'il devait l'être depuis longtemps. Elle est persuadée que les personnes atteintes de graves maladies le savent, inconsciemment, bien avant d'entamer leur prise en charge. Elle pense que s'il s'est arrêté aux urgences avec ses croissants à la main ce dimanche matin, cela n'avait rien d'un hasard. Il savait.

L'atmosphère est pesante au rendez-vous. Elle lui explique qu'il n'y a pas de chirurgie possible puisqu'il n'y a pas de tumeur. Ce sera un traitement par chimiothérapie uniquement. Il va être pris en charge dans un hôpital à proximité avec les meilleurs spécialistes. Tout est déjà organisé. Elle lui explique aussi les bienfaits de se faire accompagner psychologiquement, de pratiquer un sport, pour préserver son moral. Son corps en a besoin face à la maladie. Ils se quittent. Elle lui dit qu'il n'hésite pas à la contacter.

Rapidement, il l'appelle. Il la tient au courant de ses traitements, de l'évolution de sa maladie, de ses coups de déprime. Il lui raconte son investissement dans une association sportive pour les personnes atteintes de cancer, la Cami, qui lui fait du bien. Ils discutent beaucoup et, peu à peu, deviennent amis. Parfois, il a des moments très sombres. Il s'adresse alors à elle et lui demande combien de temps, selon elle, il lui reste à vivre. Au tout début de sa prise en charge, ses oncologues lui ont parlé d'une espérance de vie de huit mois à peine... Qu'en pense-t-elle ? Mais même si Marine Crest sait que cette question est tout à fait légitime de la part des malades, elle refuse toujours de répondre. Cela dépend de tellement de facteurs. Pour son patient, elle a raison. Près de dix ans plus tard, il est toujours là.

Sa première chimiothérapie a très bien fonctionné. Néanmoins, son cancer a récidivé, sous des formes différentes, mais toujours métastatiques, au foie et au cerveau. Il y a eu plusieurs autres chimiothérapies et autant de rechutes, puis il est passé aux **thérapies ciblées**. Efficaces elles aussi, mais un temps seulement. Tous les deux ans environ, la cellule cancéreuse arrive à s'adapter et l'IRM de contrôle montre un retour des métastases. Cependant, à chaque fois, l'équipe médicale parvient à lui proposer une nouvelle molécule. C'est comme une course entre la maladie et les chercheurs. À qui réussira durablement à déjouer la stratégie de l'autre. Avec, au milieu, le patient.

Qu'est-ce que la thérapie ciblée ?

La thérapie ciblée est une approche moléculaire apparue à la fin des années 1990 et qui devrait continuer à considérablement se développer dans les années à venir pour le traitement des cancers. Contrairement à la chimiothérapie et à la radiothérapie, qui agissent sur la prolifération cellulaire, elle consiste à s'attaquer à la source, à une étape précise du développement de la cellule cancéreuse.
Les thérapies ciblées sont actuellement proposées en association avec la chimiothérapie dans de nombreux cas de cancers métastatiques.

Le lien entre Marine Crest et son patient ne s'est jamais rompu. Au contraire. Lorsqu'il a décidé de réaliser le grand voyage dont il avait toujours rêvé avec sa femme et ses enfants, elle l'a tout de suite encouragé et a accepté de l'aider en lui assurant un suivi médical à distance. Elle a aussi préfacé son livre, *Les Cinq Saisons*, dans lequel il raconte son expérience de la maladie et la force qu'il a su en tirer. À la fin de notre interview, il l'attendait devant les locaux de RTL à Neuilly-sur-Seine. Leur complicité était belle à voir. Ils allaient boire un verre ensemble en terrasse. Encore un moment précieux arraché à la maladie et une belle histoire de relation patient-médecin.

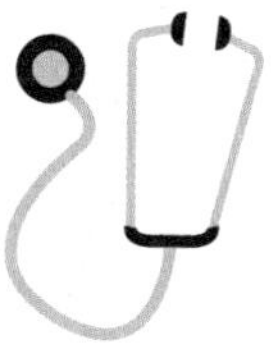

« Ça fait partie des grandes expériences où j'ai énormément appris en tant que jeune médecin. En repensant au début de cette histoire, au moment de l'annonce du diagnostic notamment, je me trouve complètement nulle. Je me rends compte que j'étais très jeune et que j'étais beaucoup trop atteinte émotionnellement. L'empathie fait partie de moi et de ce que j'aime dans mon travail, mais aujourd'hui, j'ai plus de maturité dans ma relation avec les patients et j'ai appris à me protéger. Parfois, bien sûr, je n'y arrive pas. Il y a forcément des gens qui vous touchent plus que d'autres...

Cette histoire m'a aussi appris qu'on peut avoir des connaissances théoriques sur la pratique médicale, sur le suivi, mais en fait, il n'y a jamais de vérité ou de réalité qui soit ancrée et définitive. Il y a la science, certes, mais il faut rester ouvert à toutes les éventualités, car en face, vous avez l'humain avec un grand H, qui peut déjouer les pronostics les plus sombres. »

—— Marine Crest

HYPERSIGNAL

Cela vous est peut-être déjà arrivé d'avoir un problème de santé que personne ne comprend, de rester seul avec vos symptômes, vos doutes et vos craintes. C'est « l'errance diagnostique », et dans ce cas, les médecins internistes sont souvent appelés à la rescousse. Moins connus du grand public, ces spécialistes des organes prennent en charge les malades aux pathologies complexes. Marc Pineton de Chambrun est l'un d'eux. Il exerce à l'hôpital de la Pitié-Salpêtrière, à Paris, et m'a confié l'histoire particulièrement déroutante d'une de ses patientes.

À 27 ans, du jour au lendemain, son quotidien a viré au cauchemar. Il y a encore quelques semaines, elle était pourtant une jeune femme en pleine forme, menant une vie d'étudiante bien remplie, entre ses cours de droit et son travail de serveuse à mi-temps. Mais quand elle se présente cette nuit-là aux urgences, elle est à bout de forces. Elle explique à l'infirmière de l'accueil que, depuis un mois environ, elle est prise de vomissements réguliers quasiment sans interruption, jour et nuit. Elle ne peut plus rien garder dans son estomac et dit avoir perdu 15 kg en l'espace de trois semaines. Elle raconte que cela a commencé par des nausées intenses, puis des vomissements, hachant ses journées et son sommeil. L'infirmière, effarée par son récit, demande qu'elle soit vue rapidement par un médecin.

Les examens réalisés aux urgences ne donnent pas grand-chose. La prise de sang montre juste une anomalie : son taux de lipase, une enzyme digestive, est plus élevé que la normale. Cela peut être le signe d'une inflammation du pancréas, appelée « pancréatite aiguë ». Mais ce qui est étrange, c'est qu'elle ne se plaint pas du tout de maux de ventre, pourtant caractéristiques de cette pathologie. Il faut chercher autre chose. Aux premières heures du matin, on décide de l'hospitaliser, et comme on n'a encore que peu d'éléments pour comprendre ce qu'il lui arrive, elle est transférée dans le service de médecine interne. Marc Pineton de Chambrun devine tout de suite qu'il va se trouver face à un réel défi diagnostique. Il rencontre l'étudiante et commence son enquête par un long interrogatoire sur ses antécédents médicaux et sa vie.

Il cherche à savoir si elle a des conduites toxiques ou si elle a pu contracter des bactéries, dans le cadre de sa profession par exemple. Mais la jeune femme n'a rien à signaler. Elle passe son temps à l'université, à la bibliothèque ou au restaurant dans lequel elle travaille, ne prend pas de drogue, boit peu d'alcool et ne pratique aucun loisir atypique source d'empoisonnement ou de traumatismes possibles. Elle ne mentionne pas non plus de voyage récent dans un pays tropical et n'a aucun antécédent familial particulier.

Elle lui explique que ses vomissements se produisent de façon aléatoire, cela ne semble pas lié à l'horaire de ses repas. Sa vie est bouleversée, elle n'arrive même pas à dormir plus de deux heures d'affilée et a dû renoncer à se rendre à son travail et à ses cours de droit. Ses troubles sont arrivés comme un cataclysme. Psychologiquement, c'est très dur à vivre. Physiquement, elle est épuisée.

Dès le début, elle a consulté son médecin généraliste qui lui a prescrit des traitements anti-nauséeux, puis des examens qui n'ont révélé aucune anomalie. Il l'a ensuite adressée à un gastro-entérologue qui n'a rien décelé sur les scanners et les IRM. Elle s'est rendue aux urgences de plusieurs hôpitaux, mais à chaque fois, la prise de sang et l'échographie abdominale étaient normales. Les médecins ont aussi systématiquement vérifié qu'elle n'était pas enceinte, ses nausées pouvant faire penser à un début de grossesse. Une IRM cérébrale a même été effectuée afin de détecter une éventuelle hypertension intracrânienne qui entraîne des céphalées et des vomissements. Rien non plus. Aucun de ces examens, qu'il soit clinique, biologique ou radiologique, n'a apporté le moindre élément pour comprendre sa pathologie.

Complètement découragée, la jeune femme est venue à la Pitié-Salpêtrière avec beaucoup d'espoir. Elle sent bien que les médecins qui l'ont vue jusqu'ici sont dépassés. Pire, elle a l'impression qu'ils partent maintenant dans une mauvaise direction en soupçonnant chez elle un trouble psychique. Ils lui ont dit plusieurs fois que tous ses examens étaient normaux et qu'ils ne voyaient pas très bien ce qu'ils pouvaient faire pour elle. Certains l'ont même questionnée de façon insistante sur son poids avant ses symptômes, semblant mettre en doute sa perte de 15 kg. Elle craint que la médecine de ville ne puisse plus l'aider et a donc décidé de venir aux urgences de ce prestigieux hôpital parisien.

Marc Pineton de Chambrun est touché par sa détresse. Elle est jeune et ses symptômes sont très préoccupants. Elle risque une sévère dénutrition et des carences lourdes. Il faut absolument trouver sa maladie, mais pour le moment, il n'a aucune piste. L'examen clinique de sa peau, de ses articulations, de ses poumons, de son cœur et de son abdomen ne donne rien non plus.

Il décide de faire toute une batterie de nouveaux examens, même ceux qui ont déjà été effectués. Il sait d'expérience que certaines imageries peuvent avoir été réalisées par un équipement moins précis que celui dont il dispose. Et surtout, les premiers signes cliniques peuvent apparaître bien après les symptômes. Mais ses espoirs sont vite déçus. Les résultats arrivent les uns après les autres sans apporter rien de nouveau. Les scanners de la région abdominale et pelvienne ne montrent aucune anomalie, idem pour l'IRM et l'endoscopie, et le test de grossesse revient lui aussi négatif. Au niveau cérébral, une nouvelle IRM écarte la piste de l'œdème ou de la tumeur. Et pourtant, les symptômes de la jeune femme persistent et continuent de l'affaiblir. Le médecin sait qu'il passe à côté de quelque chose. Forcément. Et tant qu'il ne trouve pas, cette jeune femme ne peut pas retourner à sa vie normale. À 27 ans, elle est bloquée ici, avec ces vomissements que personne ne comprend.

Un soir, avant de quitter l'hôpital, Marc Pineton de Chambrun s'entretient avec le jeune interne de garde cette nuit-là. Il lui réexplique les symptômes de la patiente et lui montre les différents examens réalisés dans la journée. Toutes les suggestions sont bonnes à prendre. Dans un service de médecine interne, où les diagnostics et traitements sont rarement évidents, les temps de discussions et d'échanges sont importants, voire cruciaux. Et justement, le jeune homme s'arrête sur l'IRM cérébrale. Il la fixe, n'arrive pas à en détacher son regard et demande : « Ce n'est pas anormal, cet hypersignal ? »

Le médecin interniste se repenche sur l'image. Elle n'a pas été faite par une machine de dernière génération, la qualité n'est pas optimale, mais en regardant très attentivement, il semble que l'interne a raison : il y a bien un « hypersignal », c'est-à-dire une minuscule surface légèrement plus claire que les autres, située à l'arrière du tronc cérébral, dans une zone appelée « l'area postrema ». C'est exactement la partie du cerveau qui déclenche les vomissements quand le système nerveux veut éliminer une substance qu'il juge toxique pour le corps.

L'interne est soudain très excité. Il explique qu'il y a quelques semaines, il a justement étudié dans l'un de ses cours le très rare **syndrome de l'area postrema** qui entraîne une inflammation de cette zone cérébrale et des vomissements en continu. Et si cette jeune fille était atteinte de cette pathologie ?

Qu'est-ce que le syndrome de l'area postrema ?

Ce syndrome fait partie du spectre des maladies de la neuromyélite optique, anciennement appelées « maladie de Devic ». Ce sont des pathologies auto-immunes rares et démyélinisantes du système nerveux central, c'est-à-dire que la transmission de l'influx nerveux est ralentie, voire bloquée, par la disparition de la gaine de myéline qui entoure les nerfs. L'hypersignal sur une IRM correspond à cette démyélinisation.

Les symptômes, neurologiques, sont souvent sévères et ont la particularité de s'installer rapidement, en quelques jours, voire quelques heures seulement. Le plus souvent, ce syndrome atteint le nerf optique ou la moelle épinière. Plus rarement, il atteint l'area postrema, et dans ce cas, les symptômes sont des vomissements ou des hoquets intempestifs. Les progrès réalisés dans la connaissance de cette maladie ont été très importants ces dernières années et permettent aujourd'hui d'en contrôler les symptômes.

Marc Pineton de Chambrun connaissait la forme dite « classique » de la neuromyélite optique, mais pas celle qui atteint l'area postrema. C'est en effet une piste, le tableau clinique de la jeune patiente semble bien correspondre. Il appelle immédiatement le service de neuro-radiologie de l'hôpital, où des experts peuvent réaliser une imagerie plus précise. L'une de ses collègues s'empare du dossier. Elle confirme l'existence d'un léger hypersignal et d'une possible démyélinisation sur la première IRM, et programme un nouvel examen sans plus attendre. Quelques heures plus tard, elle annonce au médecin interniste que sa patiente est bien atteinte d'une inflammation de l'area postrema. Pour confirmer le diagnostic, il reste à effectuer un dosage d'anticorps appelés « anti-aquaporine 4 ». Le test s'avère positif, cette fois, il n'y a plus de doute : il s'agit bien d'un syndrome de l'area postrema. L'interne avait vu juste.

Marc Pineton de Chambrun va tout de suite prévenir la jeune femme. Il est très satisfait, il sait qu'il est en train de mettre fin à son angoissante errance diagnostique. Mieux, il lui annonce que des traitements existent. De fortes doses de corticoïdes lui sont administrées par voie intraveineuse pour mettre fin à son inflammation. Et en quelques jours seulement, elle a beaucoup moins de vomissements. Seulement quelques nausées, et elle parvient enfin à s'alimenter de nouveau.

Jour après jour, à l'hôpital, son état s'améliore. On lui prescrit en parallèle des corticoïdes un traitement de fond, un immunosuppresseur qui doit limiter sa surproduction d'anticorps à l'origine de son inflammation de l'area postrema. Cela lui permettra de réduire sa dose de corticoïdes et d'éviter ainsi les effets indésirables de ce médicament, comme la fonte musculaire et le gonflement du visage.

Après avoir effectué des examens de ses yeux et de sa moelle épinière, là où sa maladie est également susceptible de se manifester, elle peut enfin rentrer chez elle. Dans les semaines qui suivent, le médecin devra plusieurs fois ajuster son traitement avant de parvenir à stabiliser sa maladie. Il faudra trois mois au total pour qu'elle retrouve sa vie d'avant. Elle est aujourd'hui encore sous étroite surveillance et continue d'être suivie dans le service de médecine interne de la Pitié-Salpêtrière.

Quant à Marc Pineton de Chambrun, au-delà de son soulagement de voir la patiente soignée, cette histoire lui a permis d'enrichir encore ses connaissances. Quelques mois après, grâce à elle et à l'interne, il a pu diagnostiquer une neuromyélite optique en un temps record chez une femme dont la vue avait brutalement baissé, lui évitant ainsi de lourdes séquelles.

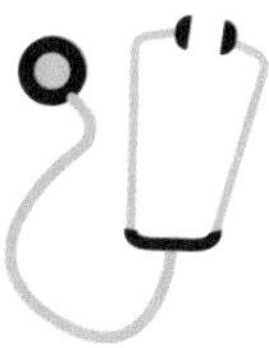

« C'est une patiente pour laquelle j'ai beaucoup d'affection et à qui, je m'en réjouis, on a vraiment rendu service. Et ça, c'est très marquant en tant que médecin. Ce type de diagnostic complexe montre aussi l'importance des confrères. Mon chef de service a souvent l'habitude de me dire que la médecine interne, c'est comme le foot, c'est un sport d'équipe, car c'est impossible de faire un tel diagnostic seul. Cette histoire le montre bien. Pour cette patiente, il a fallu qu'interviennent, en plus de moi, l'interne, plusieurs chefs de service, la radiologue, l'immunologiste... Tout seul, je n'aurais pas réussi à l'aider, c'est certain. Et puis, cela m'a confirmé que, avant de dire qu'un malade simule des symptômes, il faut vraiment, vraiment, vraiment être sûr qu'on n'a pas éliminé toutes les maladies et que l'on n'est pas en face de quelque chose qu'on ne connaît tout simplement pas. Cela nécessite de se poser des questions, de refaire des recherches, de réfléchir. »

—— *Marc Pineton de Chambrun*

LE DIAGNOSTIC IMPOSSIBLE

Luc Périno a une longue carrière de médecin en zone rurale derrière lui. Aujourd'hui à la retraite mais toujours passionné, il prend souvent la plume sur son blog ou dans des livres pour rappeler l'importance de la médecine de proximité dans le système de santé. Parmi les nombreuses histoires dont il se souvient, il a choisi de me confier celle-ci.

Cette histoire est arrivée à Luc Périno quelques années après son installation dans un petit village du sud de la France. Il était alors tout jeune médecin. Au fil des ans, il a réussi à se constituer une patientèle avec les habitants du village et ceux des environs. Il connaît tout le monde ou presque. Plus de trente ans plus tard, quand je m'entretiens avec lui, j'imagine le docteur jovial et souriant qu'il devait être sous le chant des cigales.

Il lui arrivait quand même, parfois, de recevoir un patient qu'il n'avait jamais vu. Un jour, il accueille une femme d'une trentaine d'années. Le docteur me la décrit comme petite, rondelette, volubile et très sympathique. Le contact est tout de suite facile avec elle, et la première consultation se déroule dans un climat détendu.

Elle vient le voir pour un petit souci de santé, et comme à chaque fois qu'il reçoit un nouveau patient, le médecin prend un peu plus de temps pour connaître son passé médical. Avant même de l'examiner, il lui pose donc toute une série de questions. Des accidents ? Des maladies ? Des traitements en cours ? Des actes chirurgicaux à signaler ? La jeune femme n'a pas grand-chose à dire. Elle est plutôt en très bonne santé.

Pourtant, à mesure qu'il pose ses questions, Luc Périno décèle une légère crispation sur son visage. Il continue son interrogatoire : « Avez-vous des enfants ? » « Non. Et je ne peux pas en avoir », souffle-t-elle. Le médecin sent qu'il est arrivé au point sensible. L'atmosphère est tout de suite plus lourde dans le cabinet. Avec douceur, il la questionne sur cette infertilité. Elle répond qu'elle est atteinte d'**aménorrhée primaire**, cela signifie qu'elle n'a jamais eu ses règles de sa vie, malgré un développement pubertaire normal.

Elle a été une première fois diagnostiquée à l'adolescence. Plus tard, lorsqu'elle a rencontré son compagnon et qu'elle a voulu devenir mère, elle a de nouveau effectué de nombreux examens et consulté d'éminents spécialistes, des gynécologues et des endocrinologues. Ils lui ont malheureusement confirmé son aménorrhée primaire, mais

Qu'est-ce que l'aménorrhée primaire ?

Aménorrhée signifie « absence de règles ». Elle peut être « primaire », si la femme est âgée de plus de 16 ans et n'a jamais eu de menstruations. Elle peut être « secondaire » quand la femme est normalement réglée, mais que ses règles s'interrompent pendant plus de trois mois, par exemple en cas de grossesse, d'allaitement, de ménopause ou d'une maladie.

L'aménorrhée primaire est rare et ses causes ne sont pas toujours connues. Elle peut être due à des malformations génitales, à une maladie génétique ou à un trouble hormonal, comme le syndrome des ovaires polykystiques.

sans en avoir décelé la raison. C'est maintenant inscrit dans son carnet de santé. Depuis, elle a abandonné l'idée d'être enceinte.

Le médecin sent une importante fêlure derrière la gaieté apparente de la jeune femme. Il n'insiste pas. D'ailleurs, elle-même ne cherche plus aucune aide médicale à ce sujet. Avec son conjoint, ils se sont résignés à l'idée de ne pas devenir parents. Le médecin note l'information sur sa fiche et passe à autre chose.

Pendant plusieurs années, il suit la jeune femme qui vient consulter régulièrement, pour des motifs bénins. À chaque fois, il apprécie de voir cette patiente sympathique. Un jour, elle vient le voir pour des douleurs abdominales et des troubles digestifs. Il l'ausculte. Face aux maux de ventre, les médecins généralistes cherchent toujours à écarter en premier les pathologies potentiellement graves, comme l'appendicite, la péritonite ou l'occlusion intestinale. Ne constatant rien d'anormal, Luc Périno peut conclure à une banale gastro-entérite virale ou à un peu de stress qui aura gêné la digestion de sa patiente. Il lui prescrit un léger traitement médicamenteux. Pendant plusieurs semaines, il ne la revoit plus et en déduit qu'elle va mieux.

Deux mois plus tard, elle est de retour dans son cabinet. Elle décrit les mêmes maux de ventre. Elle se plaint d'une digestion difficile et de ballonnements. Le docteur n'est alors pas du tout inquiet. Sa patiente est toujours aussi gaie, sa bonne mine et son état général ne lui inspirent aucune crainte. Mais il faut qu'il trouve ce qui la gêne, et il le sait, les douleurs abdominales sont parmi les symptômes les plus compliqués à diagnostiquer. Il sait aussi que, dans 95 % des cas, la raison est bénigne.

Quoi de plus courant que ce type de symptômes ? Le médecin examine sa patiente, lui palpe le ventre, ne sent toujours rien d'anormal et écarte de nouveau tout diagnostic dangereux. Il lui prescrit encore une fois un léger traitement symptomatique.

Mais, cette fois, à la fin de la consultation, le médecin sent sa patiente plus inquiète. Il prend soin de la rassurer et lui explique que, si elle ne va pas mieux, il lui prescrira des analyses. Le plus diplomatiquement possible, il lui parle de son surpoids, qui peut aussi entraîner des symptômes inconfortables et peser sur sa digestion et sa santé en général. Quant à cette légère anxiété qu'il ressent chez elle, il se demande si elle n'est pas liée à son infertilité. Elle approche les 35 ans. Peut-être qu'elle a des hauts et des bas, ce qui serait assez naturel.

Comme la plupart des généralistes, Luc Périno complète le dossier de sa patiente après chaque consultation. Ce jour-là, il écrit : « Deuxième visite pour douleurs abdominales. » C'est important, car si elle revient deux semaines après pour ce même motif, cela signifie que ses plaintes se rapprochent et sa prise en charge ne sera alors pas la même. Il devra lui prescrire des examens et enquêter de façon plus poussée sur ses douleurs.

Les semaines passent et le docteur n'a aucune nouvelle de sa patiente, qui doit aller mieux grâce au traitement prescrit. Mais elle revient deux mois plus tard, avec le même discours. Elle se plaint de maux de ventre, de problèmes de digestion, de ballonnements, et le médecin remarque tout de suite qu'elle a encore pris du poids. Il prend la situation très au sérieux. Cela fait trois fois de suite qu'elle vient consulter pour les mêmes symptômes, il décide de mener un examen clinique approfondi.

Sa patiente s'allonge sur la table d'examen et le docteur remarque tout de suite un élément très inquiétant. Quand elle est étendue sur le dos, son ventre reste bombé et très compact, au lieu de s'affaisser. Même avec son surpoids, ce n'est pas normal. Avant même de l'ausculter, le médecin pense à une **occlusion intestinale**, une pathologie grave dont l'un des symptômes est de gonfler l'abdomen.

Quand il la palpe, il devient de plus en plus préoccupé. Non, ce n'est pas une occlusion. Il sent une masse dans son ventre. Plutôt dure. Au toucher, il dirait que ça ne ressemble pas à une tumeur intestinale, mais plutôt à une énorme tumeur kystique de l'utérus ou de l'ovaire.

Qu'est-ce que l'occlusion intestinale ?

L'occlusion intestinale est un blocage dans l'intestin grêle ou dans le côlon qui gêne, voire empêche le transit. Elle provoque de fortes douleurs au ventre et des ballonnements, parfois des nausées et des vomissements. Ces symptômes reviennent de façon cyclique. Elle peut être due à une constipation sévère ou à une pathologie comme le cancer, ou encore une chirurgie de l'intestin. L'occlusion intestinale nécessite une hospitalisation.

Les hypothèses fusent dans la tête du médecin. Il est soudain très inquiet pour sa patiente. Tout en continuant de l'ausculter, il commence à culpabiliser : comment a-t-il pu laisser cette jeune femme repartir chez elle à la suite des deux dernières consultations ? S'il avait prescrit des examens approfondis, la tumeur n'aurait pas grossi à ce point. Elle aurait été prise en charge à temps. Cette masse dans son ventre lui fait peur, car le diagnostic est tardif. Le médecin recompte dans sa tête : les premières plaintes de sa patiente remontent maintenant à cinq mois.

Luc Périno décide de procéder à un bref examen gynécologique pour vérifier l'état de son utérus. Et là, c'est la stupéfaction. Ce que sa main sent, son cerveau de médecin le refuse. Le diagnostic est impossible. Elle ne peut pas être enceinte, les grands spécialistes de l'aménorrhée qu'elle a consultés ont été catégoriques.

Et pourtant. Le médecin ne dit plus un mot. Le col de l'utérus correspond clairement à un col de grossesse. Il réalise simultanément une palpation externe du ventre et une autre interne pour évaluer la consistance et la taille de l'utérus : c'est bien une grossesse, ça ne peut pas être autre chose. Il sort alors son stéthoscope et entend clairement les battements de cœur du bébé. Il hésite encore un instant, puis prend la parole : « Madame, vous êtes enceinte, et vous n'êtes pas seulement enceinte, vous êtes enceinte d'au moins 6 mois ! »

La jeune femme ne manifeste aucune joie, bien au contraire. Elle se montre presque fâchée. Elle ne le croit pas et lui réexplique que c'est impossible. Elle lui rappelle qu'elle n'a jamais eu ses règles de sa vie, qu'elle n'a *a priori* jamais ovulé et qu'elle lui a déjà montré tous les bilans réalisés quand elle était jeune, le sujet est clos pour elle. Mais avec douceur et fermeté, Luc Périno insiste. Il n'y a aucun autre diagnostic possible. En tant que médecin de campagne, il a déjà suivi de nombreuses patientes pendant leur grossesse, en a même aidé plusieurs à accoucher. Il s'y connaît bien. Il est sûr de lui.

Il sent qu'un gigantesque espoir est en train de naître en elle, après ces années passées à faire le deuil de la maternité. Mais elle est partagée. C'est quand même dur d'y croire. Luc Périno lui donne alors son stéthoscope et lui fait écouter les battements du cœur de son bébé. Le médecin et sa patiente sont bouleversés.

Le docteur a besoin de s'isoler un instant et il pense que sa patiente aussi. Il lui dit de l'attendre dans son cabinet, qu'il doit vérifier quelque chose, et il monte chez lui, dans son logement de fonction situé juste au-dessus. Il ressent le besoin de parler à sa femme. Il lui raconte qu'il est en train de vivre l'expérience la plus folle de toute sa jeune carrière de médecin : une patiente atteinte d'aménorrhée primaire qui est tombée enceinte. Luc Périno ne comprend toujours pas comment cette grossesse peut s'expliquer médicalement, mais il sait déjà que l'histoire est belle : vu la taille approximative du bébé, c'est à peu près sûr qu'il se développe à merveille. Son épouse partage sa joie et son étonnement. Il reprend alors ses esprits.

Le médecin redescend dans son cabinet et retrouve sa patiente toujours aussi incrédule. Le docteur Luc Périno ne se vexe pas. Il comprend qu'elle a encore besoin de plus d'éléments pour aller contre un diagnostic qu'on lui avait fait alors qu'elle était jeune fille. Il prend les choses en main. Il lui demande d'appeler son mari immédiatement pour qu'il l'accompagne à sa première échographie. Le docteur prévient un confrère radiologue qu'il connaît bien et lui explique la situation. Lorsque la patiente quitte son cabinet, il se dit qu'il n'a plus qu'à attendre le coup de fil du radiologue pour connaître la datation de la grossesse.

Le téléphone sonne. Ce n'est pas son confrère, mais le mari de la patiente, hors de lui, qui l'accuse de leur donner de faux espoirs. Il répète que c'est impossible, que c'est le drame de leur vie, qu'il est incompétent, car il ne parvient pas à trouver le bon diagnostic pour les maux de ventre de sa femme. Luc Périno argumente calmement, mais le mari lui dit qu'il risque bien de venir lui casser la figure si l'échographie ne confirme pas que son épouse est enceinte.

Deuxième coup de fil : c'est le radiologue. Il lui annonce qu'il s'agit bien d'une grossesse et très avancée, de 7 mois environ. C'est une petite fille et tout semble se dérouler à merveille. Le médecin rappelle alors sa patiente. Elle commence à accepter l'impensable. Ils conversent chaleureusement et conviennent de se voir bientôt pour une consultation de contrôle.

Lorsqu'il la revoit la fois suivante, il lui confie ses regrets. Il s'en veut de ne pas l'avoir mieux examinée dès les premiers rendez-vous quand elle se plaignait de maux de ventre. De ne pas avoir suffisamment cherché. Il avait tout de suite pensé à des troubles anodins, des maux digestifs. S'il avait effectué un examen gynécologique à ce moment-là, il est persuadé qu'elle aurait vécu sa grossesse différemment.

Il lui dit aussi que désormais, pour lui en médecine, il ne faudra plus dire « jamais » et ne jamais dire « toujours ». Les experts en aménorrhée primaire n'avaient pas tort : une femme qui n'a pas de règles ne peut pas en principe avoir d'enfant. Mais il y a parfois des faits de l'ordre de l'inexplicable. Elle ne pouvait pas imaginer être enceinte depuis ce diagnostic effectué par des experts de la fertilité. Tout comme lui ne pouvait pas l'imaginer après avoir pris note de cet antécédent.

La jeune femme a accouché de sa petite fille sans difficulté. Cette dernière a grandi. Suivie aussi par le docteur, elle n'a pas hérité de l'aménorrhée de sa mère et a pu fonder une famille. Quant à sa patiente, elle n'a jamais eu de règles par la suite et n'a *a priori* plus jamais ovulé. Luc Périno le reconnaît : même trente ans après, il n'a toujours pas d'explication scientifique à ce petit miracle.

« Cette histoire est unique dans ma carrière et vraiment extraordinaire. Maintenant, je n'exerce plus, je suis retraité et j'ai déménagé. Mais je connais encore presque tous les habitants de ce village, et cette histoire fait partie de celles que l'on se raconte au coin de la cheminée...

Ce que cela m'a enseigné dans ma pratique, c'est qu'il faut toujours se remettre en cause. Ce couple et moi, nous étions conditionnés par la parole des experts qui avaient diagnostiqué l'impossibilité pour elle d'avoir un enfant. Mais pour moi, en tant que médecin, la clinique doit rester factuelle. Au-delà des examens, des analyses, il faut toujours se demander : « Qu'est-ce que je vois ? », « Qu'est-ce que je sens ? » Il faut d'abord faire confiance à ses mains et à son savoir. Être un bon clinicien, c'est être un bon artisan. »

—— Luc Périno

« GUÉRIR PARFOIS, ÉCOUTER TOUJOURS »

Au fur et à mesure des entretiens menés pour le podcast, je me suis demandé si j'aurais pu devenir médecin. Au-delà de mon faible niveau à l'école dans les matières scientifiques, je m'interrogeais surtout sur les capacités émotionnelles requises. Comment affronter la détresse d'un patient gravement malade ou celle de sa famille ? Et comment accepter qu'on ne puisse parfois pas grand-chose pour le soulager ? La professeure Christine Bodemer livre ici un puissant témoignage sur sa prise en charge d'une petite fille atteinte d'une maladie rare de la peau. Lors de l'interview, elle m'avait cité cette phrase attribuée à Louis Pasteur : « Guérir parfois, soulager souvent, écouter toujours. » Mais dans l'histoire qu'elle m'a confiée, elle a finalement fait bien plus qu'écouter, en menant une enquête acharnée avec plusieurs de ses confrères, pour tenter de soulager la douleur de cette enfant.

C'est un après-midi d'hiver à l'hôpital Necker des enfants malades. Christine Bodemer enchaîne les visites. Spécialiste des maladies rares de la peau, elle dirige le service de dermatologie et partage son temps entre son travail de recherche et le suivi de jeunes patients, pour lesquels les diagnostics sont complexes ou les traitements inefficaces.

Ce jour-là, elle reçoit dans son box de consultation une petite fille âgée seulement de 18 mois. Ses parents expliquent que, lorsque leur enfant a commencé à marcher il y a quelques mois, des cloques puis des plaies sont apparues sur ses plantes de pieds. Ils ont consulté plusieurs médecins et ces derniers ont soupçonné une possible forme d'épidermolyse bulleuse, une maladie héréditaire génétique très rare et mal connue. Les symptômes sont les suivants : une peau très fragile, avec des boutons ressemblant à des bulles qui se forment sous les différentes couches de l'épiderme. Les parents viennent ici pour avoir confirmation de ce diagnostic et peut-être avoir un traitement qui pourrait soulager leur enfant.

Car le quotidien de la petite fille est marqué par la douleur. Et la professeure va rapidement s'en rendre compte. Elle commence son examen clinique en observant les plaies de la plante des pieds de l'enfant, particulièrement du droit, remarque-t-elle. Elle note aussi un léger épaississement de la peau à cet endroit. Et alors qu'elle continue son examen, la petite fille se met subitement à hurler. La peau de ses mains, de ses oreilles et de ses pieds devient écarlate. Et elle hurle, comme si on la plongeait dans le feu.

Christine Bodemer se fige, stupéfaite. Les parents, eux, s'agitent et essaient de calmer leur enfant. Les cris se poursuivent. Ils expliquent alors que la seule chose qui peut calmer leur fille est le contact du froid sur ses pieds, ses mains et ses oreilles. On fait apporter de la glace et un ventilateur. L'enfant s'apaise. Les parents racontent que ce type de crises survient plusieurs fois par jour. Ils sont surtout là pour ça. La souffrance de leur fille leur est insupportable. Ils se sentent démunis. Parfois, leur fille doit être hospitalisée. Le père confie qu'une nuit d'hiver, alors qu'il la veillait, il l'a sortie en pyjama pour lui plonger les pieds dans la neige. C'était le seul moyen de la soulager. La scène décrite bouleverse la professeure. Dans le box de consultation, l'enfant est redevenue calme, bercée par ses parents. Mais le répit est de courte durée, et en l'espace d'une heure, les crises recommencent plusieurs fois.

À l'issue de la consultation, Christine Bodemer est consciente qu'elle démarre une prise en charge complexe. Elle pense déjà que la piste d'une forme d'épidermolyse bulleuse doit être écartée. Même si cette maladie est douloureuse, elle ne se manifeste pas par des crises soudaines comme celles auxquelles elle vient d'assister. La professeure envisage autre chose.

Ces extrémités qui rougissent brutalement peuvent être le signe d'une hypersensibilité à la chaleur. On est en hiver, le chauffage fonctionne à plein dans l'hôpital, il y a beaucoup de monde. Elle pense à une **érythermalgie**, une autre maladie rare qui se caractérise par l'apparition de douleurs semblables à des brûlures aux extrémités comme les pieds, les mains et les oreilles. D'ailleurs, on appelle les enfants qui en souffrent les « enfants de feu ».

Qu'est-ce que l'érythermalgie ?

L'érythermalgie concerne moins de 1 personne sur 100 000. Elle survient spontanément dans l'enfance et se caractérise par des épisodes de douleurs intenses au niveau des pieds et des jambes, s'accompagnant d'une rougeur de la peau. Ces symptômes sont liés à un phénomène de dilatation des vaisseaux sanguins sous l'effet de la chaleur ou d'un effort physique intense. Cela entraîne des douleurs très fortes, multipliées par les centaines de capillaires qui existent sur la peau.

La professeure a l'habitude de les comparer à des crises de colique néphrétique multipliées par 100, voire par 1 000 en matière d'intensité, ou au fait de plonger sa main dans de l'eau bouillante. Le traitement est problématique, car les antalgiques classiques ne suffisent pas. En France, l'association Les enfants de feu a été créée en 2017 par les parents de deux enfants atteints de cette maladie pour tenter de faire avancer la recherche.

Christine Bodemer est presque sûre de tenir le bon diagnostic pour cette petite fille. Mais elle le sait, identifier ce qui provoque la douleur ne veut malheureusement pas dire maîtriser la maladie et encore moins pouvoir proposer un traitement efficace.

Cette famille a besoin d'aide et la professeure ne veut pas perdre de temps. Elle décide d'hospitaliser l'enfant afin de réaliser quelques examens et ainsi de confirmer ou d'infirmer son hypothèse. Plusieurs prélèvements de peau et examens divers sont effectués, mais la professeure et son équipe ne parviennent pas à établir un diagnostic précis. Même échec pour la prise en charge de la douleur. Les antalgiques testés, parfois à des doses bien supérieures à ce que l'on donne en général à un enfant de 18 mois, ne montrent pas de réelle efficacité.

Pendant plusieurs années, c'est un douloureux statu quo. De nombreuses combinaisons médicamenteuses sont essayées, sans succès durable. Parfois, lorsque la professeure sent que la petite fille est épuisée de lutter contre ses souffrances, elle l'hospitalise. Elle la place alors sous sédation, cela permet à l'enfant de dormir et de reprendre quelques forces. Cela soulage aussi ses parents. Mais cela ne règle rien. Malheureusement, la situation ne semble pas évoluer dans le bon sens.

Au fil du suivi de cette enfant, Christine Bodemer remarque que son pied droit se modifie. Au niveau de la plante du pied, la peau semble s'épaissir, comme si de la corne se formait progressivement. La médecin surveille attentivement l'évolution de ce nouveau symptôme et comprend rapidement qu'il s'agit d'une réelle anomalie. En quelques mois, la peau s'épaissit de façon spectaculaire, jusqu'à former une volumineuse excroissance qui prend l'aspect d'un « chou-fleur ».

La professeure et son équipe tentent d'agir avec des traitements locaux. Mais c'est peu efficace et tout simplement impossible à appliquer tant l'enfant souffre au moindre frôlement de son pied abîmé. Seul le contact avec le froid apaise la petite fille. Elle a maintenant l'habitude de plonger ses pieds pendant de longues heures dans une bassine d'eau glacée. Mais ce soulagement a un prix : au contact de la glace, sa peau commence à s'altérer et la macération crée des infections à répétition. Christine Bodemer et son équipe assistent, impuissants, à ce cercle vicieux dont ils ne parviennent pas à trouver d'issue.

D'où vient cette excroissance sous le pied qui handicape encore un peu plus la fillette ? Comment la soulager ? Les progrès de la recherche internationale vont finalement permettre de classer sa pathologie en identifiant le gène responsable : il s'agit d'un **syndrome d'Olmsted**.

Mais l'identification du syndrome d'Olmsted ne change rien au quotidien de la petite fille puisque aucun traitement curatif n'existe. La professeure ne peut que continuer à l'accompagner, rien de plus.

Cette enfant affronte la douleur depuis qu'elle est bébé. À sa souffrance physique s'est ajoutée peu à peu une autre d'ordre psychologique, de sentir que son entourage ne peut rien, qu'elle est seule dans cette situation. Christine Bodemer l'a malheureusement déjà observé au cours de sa carrière : les enfants qui éprouvent une douleur intense, si tôt et de manière chronique, peuvent perdre confiance dans le monde qui les entoure et qui les laisse souffrir. Ils ont

Qu'est-ce que le syndrome d'Olmsted ?

Le syndrome d'Olmsted est une maladie très rare, qui touche moins de 1 personne sur 1 million et qui débute dès la naissance. Il se caractérise par un épaississement douloureux et parfois impressionnant des paumes des mains et des plantes de pied. On appelle cela une « kératodermie palmo-plantaire ». L'atteinte dermatologique peut aussi se localiser dans d'autres zones du corps, comme la région péribuccale, et d'autres manifestations cliniques sont possibles.

alors tendance à se replier sur eux-mêmes, comme une jolie maison qui fermerait tous ses volets pour ne laisser pénétrer aucune lumière, songe souvent la professeure.

Malgré tout ça, la petite fille mène une vie normale dans la mesure du possible. Avec un immense courage, elle va à l'école. Elle a 8 ans maintenant. Elle se déplace en fauteuil roulant, avec un tissu posé sur ses pieds nus pour cacher leur aspect impressionnant. Elle est intelligente, a les mêmes capacités que les autres élèves, mais cela ne se passe pas bien. Ses journées à l'école, comme les autres, sont ponctuées de crises de douleur. Ses camarades ne comprennent pas ces moments où elle se met à hurler, où tout s'arrête dans la salle de classe, avec les adultes qui courent chercher de la glace pour la poser sur ses pieds. Sans parler des odeurs de macération qui s'en dégagent. Les parents d'élèves aussi ont du mal à lui faire une place. Ils se demandent d'où vient cette maladie étrange. Ils n'ont jamais vu ça, et ce pied à l'aspect de chou-fleur les effraie. Ils se demandent si c'est contagieux.

À chaque consultation, Christine Bodemer admire la force des parents. Elle est mère, elle aussi, et comprend leur dilemme. Vouloir que leur enfant vive le plus normalement possible, avec ses journées d'école, ou la laisser recroquevillée sur son lit comme elle le souhaiterait, pour gérer sa douleur toute seule, comme elle s'y est habituée depuis qu'elle est toute petite.

Au fur et à mesure des années, la professeure a noué un lien particulier avec la famille. Elle communique beaucoup par le regard avec la petite fille qui n'a pas toujours la force ou l'envie de lui parler. Elle s'est rendue joignable jour et nuit pour les parents souvent inquiets. Elle leur apporte son écoute et ses connaissances. C'est la seule chose qu'elle puisse faire, car elle ne sait toujours pas répondre à la première question qu'ils lui ont posée quand ils l'ont rencontrée : comment soulager la douleur de leur enfant et lui offrir une vie meilleure ?

La petite fille qui était venue à 18 mois a maintenant 12 ans. Mais en apparence, elle en fait cinq de moins. Elle mesure 1,28 m et pèse seulement une vingtaine de kilos. Elle est épuisée. Depuis qu'elle est bébé, son corps lutte contre la douleur et ne se développe donc pas. Elle ne peut ni dormir ni s'alimenter normalement, et à chaque crise, son rythme cardiaque s'accélère, ce qui augmente sa pression artérielle. Elle souffre également de troubles de l'anxiété et de dépression, et tout cela impacte fortement sa croissance. Pour sa famille aussi, la situation est très dure, on imagine la détresse de son grand frère et de ses parents.

À l'hôpital, la professeure suit maintenant deux autres adolescents aux symptômes à peu près similaires. Deux frères de 15 et 17 ans qui présentent aussi cette kératodermie très douloureuse, avec la même vie en fauteuil roulant, les pieds dans l'eau froide ou posés sur des pains de glace. Eux aussi sont atteints du syndrome d'Olmsted, les tests génétiques l'ont confirmé. Et eux aussi attendent un traitement.

Pour tenter de soulager ces enfants au quotidien insupportable, la médecin travaille maintenant main dans la main avec la nouvelle responsable de la prise en charge de la douleur à l'hôpital Necker, Céline Gréco. Mais malgré quelques progrès et innovations, les deux chercheuses restent démunies face à la souffrance de leurs patients.

Déterminées à tout faire pour les aider, Christine Bodemer et Céline Gréco se tiennent au courant de chaque avancée ou découverte qui pourrait avoir un lien avec le syndrome d'Olmsted et avec le gène TRPV3, dont le rôle dans cette maladie a été récemment identifié. Elles unissent leurs forces et leurs connaissances, et font appel à Claude Boucheix, chercheur à l'Institut Curie, à Paris. Tous les trois se plongent dans la littérature médicale et décortiquent chaque article scientifique, même les plus anciens.

Ils étudient l'interaction du gène TRPV3 avec son environnement, les autres gènes et les cellules. Puisque les traitements sur les signes cliniques de la maladie ne fonctionnent pas, ils se demandent s'il est possible de modifier ce gène. Mais ils savent aussi que la réponse à cette question ne viendra pas avant plusieurs années. Et ces enfants ne peuvent plus attendre. Ils décident alors de chercher dans une autre direction. Pourquoi ne pas essayer une voie détournée, pour non pas guérir la mutation, mais simplement agir sur son mode de fonctionnement, anormal, qui provoque l'apparition des symptômes ?

Dans un fonctionnement classique, le gène TRPV3 active une molécule, un récepteur nommé l'EGFR, qui contribue au renouvellement des cellules de l'épiderme. En retour, celui-ci envoie un signal pour activer de nouveau le gène TRPV3. Chez les personnes atteintes du syndrome d'Olmsted, ce fonctionnement se dérègle et devient un cercle vicieux. Le gène TRPV3 est suractivé et stimule donc trop fortement le récepteur EGFR qui, en retour, active un peu plus le gène TRPV3… Tout cela entraîne un renouvellement des cellules de manière complètement accélérée et l'apparition d'excroissances comme ce chou-fleur sur le pied de la petite fille.

Quand ils comprennent ça, les trois collègues soulèvent une hypothèse qu'il leur faut à tout prix vérifier. Ils savent qu'il existe des traitements, contre le cancer du poumon notamment, dont le rôle est justement de neutraliser l'EGFR. On appelle ça un « inhibiteur ». Or, si l'EGFR n'active plus le TRPV3, la boucle infernale sera rompue. Et peut-être que la kératodermie palmo-plantaire disparaîtra, et la douleur aussi.

Bien sûr, ce n'est pas anodin de prescrire un traitement anticancéreux à de jeunes adolescents. Des discussions ont lieu entre les trois chercheurs. Ils consultent aussi des pédiatres spécialistes des cancers de l'enfant à l'Institut Curie et tombent tous rapidement d'accord. Compte tenu de la dégradation de l'état général de ces trois adolescents, avec à terme un vrai risque vital pour eux, et devant leur douleur effroyable, à titre compassionnel, cela vaut la peine d'essayer. D'autant que ce médicament a déjà été prescrit à quelques enfants atteints de cancers rares. Le médicament commence donc à leur être administré. La professeure et ses deux collègues ont un réel espoir. Mais ils n'auraient jamais pu imaginer un résultat aussi spectaculaire...

La jeune fille voit d'abord ses douleurs sensiblement s'atténuer. Ses crises s'espacent et elle a de moins en moins besoin de glace pour ses pieds. Puis, au bout de quelques semaines, elle ne souffre plus du tout. Au bout d'un mois, elle arrête son traitement antalgique, ce qui ne lui était jamais arrivé depuis sa toute petite enfance. Et puis, c'est au tour de l'épaississement plantaire de disparaître. Au bout de deux mois, l'excroissance en forme de chou-fleur fait la taille d'un abricot. Un mois après, tout est parti.

La professeure et ses confrères sont ébahis par ces résultats. Ils étaient conscients d'avoir peut-être trouvé une piste, mais que le changement soit aussi radical, aussi rapide, ça, ils n'avaient osé l'espérer. Les parents sont fous de joie, la jeune fille aussi, évidemment. Elle découvre pour la première fois ce qu'est une vie sans douleur. Elle peut dormir et manger normalement, ce qui a très vite un effet sur son état de santé général. Elle prend du poids et des centimètres, son développement s'accélère.

C'est le mois de juillet, et Christine Bodemer reçoit dans sa messagerie des vidéos qu'elle n'aurait jamais imaginé voir un jour : la jeune fille, filmée par sa famille, se baigne dans la mer, rit, marche sur le sable, débute un stage de planche à voile. La professeure la voit aussi porter des sandales et la maman lui dire avec humour qu'elle se ruine en paires de chaussures, sa fille cherchant à rattraper le temps perdu. À la rentrée, elle voit sa patiente participer à des cours de danse hip-hop. Les deux frères aussi ont vu leur vie changer radicalement. Quand elle y repense, cinq ans plus tard, la médecin a toujours les larmes aux yeux.

En janvier 2020, les trois chercheurs, forts de leur découverte extraordinaire, peuvent alors publier un article dans une prestigieuse revue scientifique de dermatologie.

La jeune fille a aujourd'hui 16 ans. Elle suit une scolarité normale, a des projets, un petit copain, une vie d'adolescente presque banale. Reste une anxiété : cet effet va-t-il durer ? Mais là-dessus, la professeure la rassure. Et elle est pleine d'espoir pour ses autres patients, des enfants qui souffrent, eux aussi, de maladies douloureuses de la peau. Car cette découverte a ouvert de nouvelles perspectives scientifiques que Christine Bodemer et Céline Gréco comptent bien explorer.

« Cette petite fille est magique pour moi. C'est comme un phénix qui renaît de ses cendres. Elle a aujourd'hui une richesse intérieure incroyable, avec tout ce vécu douloureux qu'elle va, j'espère, faire fructifier dans sa vie d'adulte. Tous ces enfants sont construits d'une manière très particulière et, s'ils arrivent à dépasser leur souffrance, ils ont ensuite une puissance humaine extraordinaire.

Une histoire comme ça, c'est sûr que c'est tout ce que vous attendez en tant que médecin. Voir une transformation aussi spectaculaire, c'est quelque chose d'indescriptible, qui stimule tout, l'envie d'aller encore plus loin, de faire plus. Toutes ces années de travail et de tâtonnements, ça valait la peine. Et cela illustre encore, s'il le fallait, que, quand les gens travaillent ensemble dans un seul but, qui n'est pas de poursuivre leur propre recherche, de publier, de faire carrière, mais uniquement de guérir le patient, c'est la bonne voie et c'est une belle leçon d'humilité et d'humanité aussi. »

—— Christine Bodemer

DES MALAISES INEXPLIQUÉS

S'il y a bien une spécialité médicale où les troubles sont particulièrement mystérieux, c'est la neurologie. Parfois, les ressentis et les symptômes sont tellement étranges que même les patients sont incapables de les décrire. La peur d'être considérés comme psychiquement instables, voire atteints de démence, peut aussi entraver leur parole et leur bonne prise en charge. Laurent Vercueil, neurologue au centre hospitalier universitaire de Grenoble, m'a raconté un parfait exemple de ces difficultés, avec l'histoire d'une de ses jeunes patientes.

Lorsqu'elle entre dans son bureau pour la première fois, Laurent Vercueil sait déjà que son diagnostic s'annonce complexe. Cette patiente, âgée d'une trentaine d'années et mère de deux enfants en bas âge, lui est adressée par un autre neurologue qui ne sait plus dans quelle direction avancer. Depuis cinq ans environ, elle est régulièrement victime de malaises qui la font brutalement chuter au sol. Et personne jusqu'ici n'a réussi à comprendre pourquoi.

Elle a pourtant réalisé de nombreux examens : IRM cérébrale, bilan cardiaque et même un électroencéphalogramme pour enregistrer l'activité électrique de son cerveau. Elle a d'ailleurs apporté tous ses comptes rendus médicaux au rendez-vous, mais aucun ne contient d'élément significatif. Le neurologue doit donc partir d'une page blanche. Il demande à sa patiente de lui raconter ses malaises et de détailler au maximum les circonstances entourant leur survenue. Il sait que son récit et celui de son entourage témoin de ses crises sont les seuls éléments tangibles dont il dispose pour le moment.

Elle explique que cela se déroule toujours à peu près de la même façon. Elle commence par éprouver une sensation légèrement désagréable, un peu de faiblesse et d'angoisse. Mais c'est très bref. Elle perçoit alors que le malaise arrive, mais jamais suffisamment tôt pour pouvoir s'asseoir ou se protéger. Ensuite, elle chute et se réveille moins d'une minute après, avec toutes ses facultés, comme s'il ne s'était rien passé. C'est très handicapant au quotidien, car cela peut arriver quand elle est debout, quand elle est au volant, quand elle s'occupe de ses filles encore petites... Quand elle a un premier malaise de ce type, elle sait aussi qu'elle en aura d'autres les jours suivants. Ensuite, il peut y avoir une accalmie pendant plusieurs semaines, voire quelques mois.

Laurent Vercueil lui demande si son entourage a remarqué des mouvements anormaux pendant sa perte de conscience : ses membres sont-ils agités de secousses, a-t-elle des convulsions ? Elle répond que non, selon ses proches, après être tombée, elle reste inerte jusqu'à son réveil.

À ce moment-là de l'entretien, le médecin a déjà une hypothèse. Ce qu'elle décrit ressemble fortement à une syncope, un malaise dû à une baisse ou à un arrêt de l'oxygénation du cerveau qui entraîne une perte de connaissance et du tonus musculaire. Souvent, c'est un trouble du rythme cardiaque qui la provoque. Autre élément qui coïncide avec cette piste : le fait qu'elle reprenne très vite ses esprits.

Mais pas question de conclure trop vite. Car justement, un autre élément l'a interpellé dans le récit de la patiente : elle dit qu'elle sent son malaise arriver. Il l'interroge sur ce point précis. Peut-elle lui décrire exactement ce qu'elle ressent quand elle perçoit l'imminence d'une crise ?

Pour la première fois depuis le début de leur entretien, la patiente, jusqu'ici avenante et coopérative, devient hésitante. Son discours est moins clair, elle cherche ses mots et Laurent Vercueil voit tout de suite qu'elle n'a pas très envie de répondre. Mais il insiste. Il la rassure, elle peut tout lui dire, même les choses qui pourraient lui faire honte. Il lui explique que, parfois, c'est très compliqué de décrire certains ressentis neurologiques, car on pense que personne ne peut les comprendre. C'est normal, poursuit-il. Il ajoute que ces éléments peuvent pourtant l'aider à détecter l'origine, et donc la cause de ses malaises. Il lui raconte l'exemple d'un de ses patients qui, pendant ses crises d'**épilepsie**, avait l'impression que ses bras effectuaient des mouvements impossibles à exécuter en réalité. Il avait peur de devenir fou et avait mis beaucoup de temps à oser décrire ce symptôme au docteur. Pourtant, cela avait permis d'avancer de façon déterminante dans son diagnostic. Il était en fait victime d'hallucinations visuelles dues à une crise d'épilepsie partielle dans la région occipitale de son cerveau.

La patiente écoute attentivement le docteur. Et elle acquiesce. Oui, c'est vrai, elle reconnaît qu'elle éprouve des sensations déstabilisantes qu'elle a du mal à évoquer

Des symptômes divers en fonction du type d'épilepsie

On distingue l'épilepsie généralisée, quand la décharge se produit dans l'ensemble du cerveau, et l'épilepsie partielle, quand elle a lieu dans une seule région. L'épilepsie généralisée se caractérise en général par une perte de connaissance totale et des convulsions qui peuvent durer jusqu'à dix minutes. L'épilepsie partielle, elle, va provoquer des symptômes très différents en fonction de la localisation des décharges électriques dans le cerveau.

Si elles se produisent au niveau du lobe frontal, elles vont entraîner des symptômes moteurs, comme des secousses et des contractions d'un membre. Au niveau du lobe occipital, elles occasionnent des troubles de la vision, voire des hallucinations. Au niveau du lobe pariétal, le malade va avoir des ressentis bizarres dans les membres ou des anesthésies. Enfin, dans le lobe temporal, il aura des impressions de déjà-vu ou en rapport avec le passé, ou plus globalement une perte de contact avec la réalité *via* des hallucinations et une perturbation de la mémoire.

et à partager. Elle raconte que, juste avant chacun de ses malaises, elle a toujours la même impression très étrange : soudain, elle n'est plus elle-même, elle devient sa petite fille âgée de 4 ans. Elle est dans son corps, dans sa tête, et ça la bouleverse. Parfois, elle retourne tout simplement en enfance, quand elle-même avait à peu près cet âge. Elle a du mal à en dire plus, c'est un ressenti diffus, comme un rêve. Après, elle a une petite montée de stress, d'angoisse, et c'est le moment où elle perd connaissance et chute.

Pour Laurent Vercueil, cette description est très évocatrice. Le fait que sa patiente se revoit enfant ou s'identifie à sa petite fille suggère un désordre dans le lobe temporal du cerveau, cette zone cérébrale chargée de la mémoire. Cela ressemble fortement à une crise d'épilepsie dite « temporale », où la décharge électrique bouscule les réseaux liés au souvenir et à la gestion du passé. Mais comment expliquer qu'elle récupère si vite ses esprits après ses malaises ? Habituellement, les personnes épileptiques restent confuses et désorientées un bon moment après leurs crises.

Alors, s'agit-il de syncopes, comme il le pensait au départ ? Les sensations étranges qu'elle ressent juste avant ses malaises ne sont peut-être que des signes annonciateurs dus à un défaut d'irrigation du cerveau. En général, les malades parlent d'un voile noir ou de mouches volantes, mais certains de ses patients sujets aux syncopes lui ont raconté avoir vu des lumières dans un tunnel, avec une impression de mort imminente... Tout est possible.

Le neurologue ne peut donc pas encore trancher entre les deux hypothèses. Il aimerait maintenant pouvoir obtenir un signe clinique tangible pour poser son diagnostic et décide de réaliser un électroencéphalogramme prolongé. La patiente a déjà effectué cet examen durant une vingtaine de minutes. Mais là, il s'agit de le réaliser sur un temps plus long, comprenant à la fois des périodes de veille et de sommeil. Si la jeune femme est épileptique, des petites décharges anormales dans certaines régions cérébrales devraient finir par être détectées, même s'il faut bien garder en tête que cet examen n'est pas fiable à 100 %.

Finalement, le docteur n'obtient pas les résultats escomptés. Non seulement il n'y a absolument aucune pointe sur le tracé évoquant une décharge électrique de type épileptique, mais il découvre une anomalie. Lorsque les infirmières ont baissé les stores de la chambre, la patiente s'est endormie en entrant quasi instantanément dans une **phase de sommeil paradoxal**, ce qui est absolument anormal.

Ce trouble est inattendu et soulève une troisième hypothèse : la narcolepsie, qui se traduit par un besoin irrépressible de dormir en pleine journée, sans fatigue particulière. Ces phases de sommeil incontrôlées peuvent durer de

Les différentes phases du sommeil

Une nuit de sommeil normale commence par une phase de sommeil lent de 90 minutes environ. Elle se caractérise par une faible activité cérébrale et un ralentissement de la fréquence cardiaque et artérielle. À l'électroencéphalogramme, on le voit à ses ondes lentes. Puis succède une phase de sommeil dit « paradoxal », beaucoup plus agitée, avec une activité cérébrale proche de celle d'un état de veille. C'est pendant cette phase que des mouvements oculaires rapides et parfois de légers mouvements des doigts ou de la face se manifestent. Cette phase dure 20 minutes, avant de laisser place à une nouvelle phase de sommeil lent. Ces cycles se répètent cinq à huit fois pendant une nuit de sommeil.

quelques secondes à plus d'une heure. Cette pathologie entraîne aussi la cataplexie, une perte soudaine de tonus musculaire, mais aussi des hallucinations qui sont comme des rêves, avant de s'endormir ou de se réveiller. Cette patiente serait-elle narcoleptique ? Ses symptômes peuvent le laisser penser, mais comme pour la syncope ou l'épilepsie temporale, il y a des éléments qui ne collent pas. Déjà, la cataplexie des narcoleptiques peut se traduire par une chute, mais sans perte de connaissance. De même, sa patiente décrit toujours la même hallucination, en rapport avec sa fille, ce qui n'est pas du tout le cas des narcoleptiques qui ont des visions différentes à chaque crise. Le mystère demeure donc pour le docteur, qui a maintenant trois hypothèses, dont aucune n'est complètement satisfaisante. Un peu comme si sa patiente avait pioché un ou deux symptômes de l'épilepsie, de la syncope et de la narcolepsie, pour construire sa propre pathologie et ses propres malaises.

Pour avancer, le neurologue n'a plus d'autre choix : il doit tout faire pour assister à l'un des malaises de sa patiente. Mieux, il faudrait pouvoir enregistrer l'activité de son cerveau et de son cœur à ce moment-là. Il a une idée. Il se souvient que, lorsqu'elle fait une crise, d'autres arrivent en série les jours suivants. Il décide d'organiser un nouvel électroencéphalogramme prolongé, doublé d'un électrocardiogramme, mais cette fois, dans la foulée d'un premier malaise. Sa patiente habitant loin de Grenoble, il contacte l'hôpital le plus proche de son domicile et explique la situation afin qu'elle puisse réaliser cet examen en urgence après une crise. D'habitude, les électroencéphalogrammes sont programmés plusieurs semaines à l'avance, cependant, ses confrères comprennent l'enjeu et acceptent. Enfin, pour mettre toutes les chances de son côté, Laurent Vercueil demande aussi, avec l'accord de sa patiente, que son mari filme l'un de ses malaises avec son smartphone. Cela peut paraître surprenant, mais un document vidéo peut aussi apporter des éléments cliniques utiles. Tout est en place. Il n'y a plus qu'à attendre.

Quelques semaines plus tard, le téléphone du neurologue sonne. C'est l'hôpital de la patiente qui l'informe qu'elle est en route après avoir fait un malaise dans la matinée. Presque au même moment, le mari l'appelle lui aussi : il a réussi à la filmer. Le docteur observe la vidéo : la jeune femme y est très pâle, elle ne semble plus présente et ne répond pas à son mari. Elle dodeline de la tête, puis s'affaisse progressivement, avant de s'effondrer d'un coup. Quelques dizaines de secondes plus tard, elle ouvre les yeux, s'anime et semble avoir récupéré à la fois ses esprits et son tonus. Pas de doute, il s'agit d'une syncope.

Le neurologue attend maintenant les résultats de l'électroencéphalogramme et de l'électrocardiogramme. Vont-ils confirmer ce diagnostic ? L'hôpital finit par les lui envoyer et le prévient : tout a fonctionné comme prévu, la patiente a fait plusieurs crises durant l'examen. Laurent Vercueil commence alors par regarder le tracé de l'électroencéphalogramme. Juste avant le début du malaise de la patiente, au moment de ses sensations étranges liées à l'enfance, les électrodes situées sur sa tempe droite enregistrent une activité électrique anormale pendant plusieurs dizaines de secondes : c'est bien une crise d'épilepsie temporale droite qui démarre. Mais petit à petit, la décharge s'étend à d'autres zones du cerveau. Et à ce moment précis, le tracé de l'électrocardiogramme montre lui aussi des anomalies : les battements de son cœur ralentissent, de plus en plus, jusqu'à l'arrêt cardiaque. La patiente fait alors une syncope, car son cerveau n'est plus irrigué. C'est normalement à ce moment-là qu'elle chute.

Le neurologue a compris : la patiente est épileptique, et lorsque sa crise survient, la décharge se diffuse et atteint des zones cérébrales qui commandent l'activité cardiaque. Chez elle, cela provoque une brachycardie (un ralentissement de ses battements cardiaques), puis une asystolie (un arrêt mécanique du cœur). Heureusement, ce n'est que transitoire, néanmoins, c'est suffisant pour lui faire perdre connaissance.

Dès le début, ses deux premières hypothèses étaient donc les bonnes, mais le docteur n'avait pas fait le lien entre elles. C'est en effet très rare que les crises d'épilepsie aient ce type d'impact sur l'activité cardiaque. Maintenant, il a une très bonne nouvelle à annoncer à sa patiente. Il existe des traitements anti-épileptiques efficaces qui devraient lui permettre d'éviter ses crises, et donc ses syncopes. C'est bien ce qu'il s'est produit. Depuis, elle n'a plus refait de malaise et se félicite sans doute encore d'avoir fait confiance au docteur quand elle s'est confiée sur ses symptômes étranges.

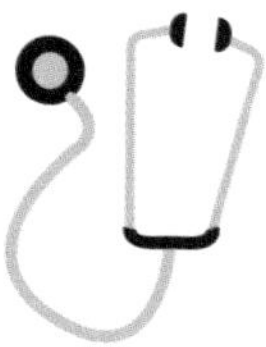

« J'étais très soulagé pour cette patiente, car sa situation était pénible à vivre et ça durait depuis des années. Cette histoire illustre bien l'importance de l'interrogatoire en neurologie. En creusant bien, on arrive à mettre le doigt sur des éléments décisifs auxquels il faut faire confiance. Cette histoire de petite fille, ça paraît très étonnant, cependant, ça ne s'invente pas, et dans l'oreille du neurologue, ça doit faire « tilt ».

En matière d'épilepsie, on a fait beaucoup de progrès, mais il faut poursuivre les recherches, car malgré les traitements, 30 % de nos patients continuent de faire des crises. D'une part, on doit comprendre ce qui provoque la crise à un moment donné, ce qui nous permettra de mieux la prévenir ou, au moins, au malade de se protéger en cas de survenue imminente. Et d'autre part, la genèse de la maladie questionne : comment un cerveau devient-il épileptique ? Ça reste à trouver aussi, et si on y arrive, on pourra peut-être intervenir et bloquer l'évolution de l'épilepsie. »

—— Laurent Vercueil

UN ZÈBRE DERRIÈRE LA PORTE

« Quand vous entendez des bruits de sabots derrière vous, ne vous attendez pas à voir un zèbre. » Je ne connaissais pas cet aphorisme populaire dans les facs de médecine avant ma rencontre avec le docteur Jean-Marc Aydin. Généraliste et enseignant en Seine-Saint-Denis, il m'a raconté une histoire devenue pour lui un contre-exemple. Car parfois, derrière des symptômes courants, peuvent se cacher des maladies inattendues…

Jean-Marc Aydin exerce depuis un peu plus de cinq ans en Seine-Saint-Denis. Parmi ses patients réguliers, il y a un homme, la trentaine comme lui, dont il est le médecin traitant et dont il connaît la femme et les deux filles en bas âge. Il le suit pour des troubles tellement bénins qu'il se souvient seulement avoir vérifié l'absence de contre-indication à la pratique de diverses activités sportives et lui avoir signé dans la foulée plusieurs certificats. À part ça, rien à signaler dans son suivi, jusqu'à ce jour d'octobre 2016.

L'homme vient le voir en consultation pour une douleur dans la région lombaire. Cela dure depuis une dizaine de jours. Habitué à recevoir des patients se plaignant de mal de dos, le docteur l'examine et pratique « le test doigts-sol » : jambes tendues, il le fait se pencher vers l'avant et tenter de toucher par terre avec ses doigts. Puis il enchaîne avec « le test de Lasègue » : il soulève ses jambes tendues l'une après l'autre, jusqu'à produire une douleur aux lombaires. Mais aucun des deux tests ne montre de raideur, l'homme est même plutôt souple. C'est étrange. Employé dans les transports de la région parisienne, il explique au médecin qu'il a très mal, assis à son bureau toute la journée. Il ajoute même que, malgré ses prises de paracétamol, la douleur le réveille parfois la nuit. Pour le soulager, Jean-Marc Aydin lui prescrit des antalgiques et des anti-inflammatoires. Il lui rédige également un arrêt maladie de quelques jours et lui recommande de marcher, le maintien d'une activité musculaire étant le meilleur moyen de guérir rapidement. À ce moment-là, il est presque certain de ne plus le revoir pour des douleurs liées à ses lombaires.

Pourtant, deux semaines plus tard, le patient est de nouveau dans son cabinet, pour le même motif. Il explique se sentir maintenant complètement bloqué. Ses douleurs se sont accrues, à tel point qu'il n'arrive même plus à faire de nuit complète. Le docteur l'examine de nouveau et ne trouve toujours rien : sa mobilité est normale quand il le manipule et il parvient encore à toucher le sol avec ses doigts quand il se baisse. Le médecin renouvelle la prescription du traitement antidouleur, y ajoute quelques séances de kinésithérapie et lui rédige un nouvel arrêt de travail de quelques jours.

Le docteur commence à être un peu étonné de la situation. Cet homme, qui ne venait pas souvent consulter, n'est pas de ceux qui demandent des arrêts maladie pour rien. Il a peut-être un coup de fatigue, ces douleurs sont peut-être dues à des tensions nerveuses, à un conflit au travail ? Et s'il s'agissait d'un cri d'alarme, voire les prémices d'un burn-out ? En tout cas, le médecin est sûr de lui : l'examen clinique ne montre aucun problème dans la région lombaire. Il est persuadé, une nouvelle fois, que, lorsqu'il reverra son patient, ce sera pour autre chose qu'un mal de dos.

Mais deux semaines plus tard, l'histoire se répète. L'homme revient et évoque encore des douleurs intenses dans le bas de son dos. Il s'est même rendu aux urgences, mais raconte qu'il a l'impression de ne pas avoir été pris au sérieux. Il a fait les mêmes tests cliniques que ceux pratiqués par le docteur et on l'a renvoyé chez lui, avec la recommandation de consulter son généraliste. Le médecin est ennuyé. Il faut passer à la vitesse supérieure. Il lui prescrit alors une prise de sang pour détecter un éventuel syndrome inflammatoire ou un problème aux reins qui pourrait entraîner des douleurs dorsales. Il rédige ensuite une ordonnance pour un scanner de la région lombaire. Et lui prolonge son arrêt maladie.

Cette fois, il ne se dit pas que l'histoire est finie. Il soupçonne que le cas de ce patient est sans doute plus complexe qu'il n'en a l'air. À quoi pense alors le médecin ? À des problèmes personnels. Il entend beaucoup parler en ce moment de souffrance au travail, de cadences infernales et parfois même de comportements harcelants de la part de supérieurs hiérarchiques. Cet homme a une vie de famille d'apparence tout à fait équilibrée, avec sa femme et ses deux enfants, un travail stable depuis une dizaine d'années. Et si cette jolie façade était en train de se fissurer ? Il commence à le connaître un peu mieux et devine en lui un homme fier, courageux et responsable, qui pourrait avoir du mal à reconnaître certaines difficultés, vis-à-vis de sa famille notamment. Peut-être aussi qu'il traverse une crise de couple ? C'est tout de même fréquent, quand on est jeunes parents avec des enfants en bas âge qui demandent une attention constante, même la nuit.

Trois jours plus tard, l'homme revient avec ses résultats : son bilan sanguin ne révèle aucune anomalie et son scanner est normal lui aussi. Il y a peut-être simplement une légère protrusion discale, c'est-à-dire un affaissement du disque intervertébral lié au vieillissement. Mais rien à l'image qui peut expliquer les douleurs persistantes. Jean-Marc Aydin décide alors de solliciter l'avis d'un rhumatologue. Ce spécialiste de la colonne vertébrale, des muscles et des articulations trouvera forcément une explication, si ces douleurs sont bien dues à une pathologie du dos. Mais le médecin généraliste en doute encore.

Et en effet, moins de deux semaines plus tard, il reçoit de la part de son confrère un compte rendu qui n'apporte rien, si ce n'est encore un peu plus de mystère aux troubles de ce patient. Le rhumatologue l'a reçu deux fois. Il a fait un examen complet, vertèbre après vertèbre, avant de lui prescrire une IRM qui ne montre strictement rien, même pas la protrusion discale soupçonnée au scanner : sa colonne vertébrale est parfaite. Cette fois, c'est sûr, le problème est ailleurs.

Et le patient revient. Il inspire toujours autant de sympathie au docteur, lui décrit de nouveau exactement les mêmes douleurs et demande encore un arrêt maladie. Mais cette fois, le médecin décide de lui parler franchement. Il lui explique que, cliniquement, rien ne vient corroborer ses symptômes et que le renouvellement de ses arrêts de travail commence à devenir problématique vis-à-vis de l'Assurance maladie. Il est temps de mettre cartes sur table.

Ne cache-t-il pas quelque chose ? Un problème conjugal ? Un burn-out au travail ?

L'homme paraît déstabilisé. Il ne s'attendait pas à ces questions. Il réfute toutes les hypothèses du médecin, l'une après l'autre. Non, il n'y a pas de tensions particulières dans son couple, son épouse est juste préoccupée par ses douleurs dorsales, comme lui. Ses petites filles sont adorables, il n'y a rien à signaler de ce côté-là non plus. Au travail, il s'entend toujours bien avec ses collègues, n'a pas de litige avec sa hiérarchie et l'atmosphère est plutôt bonne, il n'a pas à se plaindre. Vraiment, ses problèmes de dos n'ont rien à voir avec son environnement familial ou professionnel.

Le médecin a du mal à le croire. Scientifiquement, cela ne colle pas. Et puis, il lui est déjà arrivé de recevoir des hommes du même âge, se plaignant d'une douleur au ventre ou à l'épaule, qui viennent plusieurs fois et qui, petit à petit, finissent par parler de leurs soucis. Mais le médecin n'obtient rien de plus. Il lui recommande tout de même de retourner à son bureau, d'essayer de reprendre un rythme et de consulter son médecin du travail. Il se dit qu'un autre praticien réussira peut-être à le faire parler, à faire un lien entre ses symptômes et un élément qu'il ne parvient pas à identifier. Au fond de lui, il pense que son patient a un gros problème personnel, tellement important qu'il n'ose pas encore en parler. Peut-être quelque chose de honteux ou un conflit dont il n'arrive pas à se dépêtrer. Il est persuadé que cet homme n'a rien de somatique.

Quelques jours plus tard, le lundi suivant, le patient est de nouveau dans son cabinet. Il veut encore un arrêt de travail. Le médecin lui réexplique qu'il n'a aucun élément pour lui en prescrire un nouveau, mais son patient l'interrompt. Son front est en sueur, il joint ses mains et le supplie de lui délivrer un dernier arrêt de travail, de trois jours. Ensuite, il promet qu'il verra ça avec son médecin du travail, avec lequel il a d'ailleurs pris rendez-vous. Jean-Marc Aydin cède. Il est troublé, il aimerait bien savoir d'où vient cette détresse et a vraiment envie de l'aider. Puis il ne le revoit plus.

Le docteur n'a plus aucune nouvelle de son patient. Parfois, il y pense. Il se demande s'il n'a pas été trop dur avec lui. Il espère surtout que cet homme sympathique a trouvé une solution à son problème. Et puis, deux mois plus tard, un matin, en ouvrant son courrier au cabinet, il découvre une lettre provenant d'un hôpital voisin. Il s'agit d'un compte rendu d'hospitalisation de son patient, qui lui est adressé en tant que médecin traitant. Et là, c'est un choc. Jean-Marc Aydin découvre que l'homme a finalement été diagnostiqué d'un **myélome multiple** avec atteinte rénale et osseuse et un épanchement du genou. Un cancer !

Le médecin dévore le compte rendu qui reprend toute l'histoire. Il apprend qu'après leur dernier rendez-vous, son patient s'est de nouveau présenté aux urgences de l'hôpital proche de chez lui. De nouveaux examens, sans résultats, ont été effectués. Puis il a vu son médecin du travail, qui lui a recommandé de reprendre son poste, après quelques derniers arrêts maladie.

Qu'est-ce que le myélome multiple ?

Le myélome multiple est un cancer rare de la moelle osseuse qui touche 4 000 personnes par an en France. Il est caractérisé par la prolifération maligne d'un type de globules blancs, les plasmocytes, spécialisés dans la production d'anticorps. En se répandant dans la moelle, ils détruisent progressivement le tissu osseux, créant des lésions.
Le plus souvent, le diagnostic intervient aux alentours de 70 ans. La maladie est souvent détectée à cause de douleurs osseuses rebelles, d'une anémie, d'infections répétées ou d'une insuffisance rénale. De nombreux progrès dans les traitements du myélome multiple ont été réalisés et sont encore en cours pour éviter les rechutes qui sont fréquentes.

Un mois et demi plus tard, il s'est réveillé un matin avec un genou qui avait triplé de volume. Il s'est alors rendu dans un autre hôpital de la région parisienne. Devant ce symptôme, les médecins ont réalisé un prélèvement et découvert une infection provoquée par un germe ayant pénétré l'articulation. Soupçonnant alors un déficit immunitaire, ils ont multiplié les analyses, et notamment refait une IRM qui, cette fois, a montré les atteintes osseuses du myélome. Jusqu'ici, elles étaient invisibles sur les imageries pratiquées. Mais ce sont bien elles qui causaient les douleurs persistantes aux lombaires.

Le docteur a fini sa lecture du compte rendu. Il se sent coupable de ne pas avoir su aider son patient et il ressent en même temps une immense empathie pour lui. Même si le myélome est un cancer qui se soigne plutôt bien, il pense aux douleurs endurées par son patient, aux effets secondaires des traitements, à la perte de poids, à la fatigue... Il l'appelle aussitôt. L'homme décroche et lui dit : « C'est drôle, j'allais justement vous contacter, j'ai besoin d'organiser des visites à domicile pour mon traitement et j'ai également besoin d'un arrêt de travail pour une affection longue durée. » Jean-Marc Aydin lui répond que, bien sûr, il va s'occuper de tout ça et prend rendez-vous pour venir le voir au plus vite.

Quelques jours plus tard, quand il se rend chez lui, c'est un second choc pour le médecin. Son patient a perdu une vingtaine de kilos et paraît très affaibli. Il s'appuie contre les meubles pour se déplacer et ne peut plus porter ses filles dans les bras. Le poids de la culpabilité s'abat de nouveau sur les épaules du docteur. Pourquoi ne l'a-t-il pas diagnostiqué plus tôt ? Est-ce qu'il aurait pu lui éviter ces souffrances ? Le malade sent tout de suite la gêne du médecin et coupe court à ses regrets : « Vous savez docteur, je ne vous en veux pas du tout. Les médecins de l'hôpital m'ont bien expliqué qu'il n'y avait aucune raison de soupçonner quoi que ce soit avant mon inflammation au genou, ça arrive... », dit-il dans un sourire.

Depuis, Jean-Marc Aydin a beaucoup réfléchi à ce qu'il aurait pu faire différemment. Il se dit qu'il aurait dû, dès le premier bilan sanguin, demander une électrophorèse des protéines, une méthode d'analyse plus poussée qui aurait permis le diagnostic plus précoce de ce myélome multiple. Mais il faut reconnaître qu'il était difficile de soupçonner ce cancer, très rare chez les jeunes : 3 % seulement des personnes touchées ont moins de 40 ans.

Après une année de chimiothérapie, ce patient a finalement guéri. Il est toujours très surveillé pour éviter la récidive, car dans la plupart des cas, le myélome multiple tend à devenir une maladie chronique. Le docteur le reçoit tous les six mois pour effectuer son suivi. Souvent, un étudiant est présent à la consultation et le médecin le met toujours en garde en lui disant : « Quand on entend des bruits de sabots derrière la porte, même si on pense d'abord au cheval, il faut tout de suite penser au zèbre. »

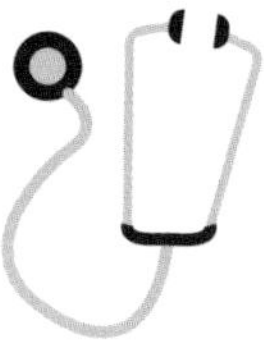

« Depuis cette histoire, j'essaie de former mes étudiants en leur disant qu'il faut toujours croire le patient, même si on ne dispose pas d'éléments cliniques ou biologiques. Là, heureusement, ça s'est bien passé, et il a pu être soigné complètement, mais un retard de diagnostic d'un mois ou deux peut parfois avoir de lourdes conséquences.

J'ai aussi changé ma façon de pratiquer. Je pose plus de questions à mes patients, je les implique un peu plus dans la relation de soins : "On va faire tel ou tel examen pour rechercher telle ou telle pathologie, qu'est-ce que vous en pensez ?" Il faut éviter d'être enfermé dans sa propre lecture, son propre regard. Ici, on a conclu trop rapidement : "L'IRM est normale, donc il a autre chose, probablement un problème avec sa femme ou son boulot." Car dans cette histoire, c'est clair, on s'est tous trompés, que ce soit le rhumatologue, le médecin du travail ou moi-même, le médecin traitant ! »

—— *Jean-Marc Aydin*

LA MOLÉCULE MIRACLE

On a presque tous, un jour, rêvé d'un miracle, pour soi-même ou pour un proche. Personnellement, j'aurais bien voulu qu'un traitement de dernière minute fasse disparaître le cancer de ma mère. Pour elle, il n'y a pas eu ce coup de baguette magique qui peut parfois inverser le cours des choses et redonner espoir. Mais le miracle en médecine existe bien. Le chercheur Guillaume Canaud en a réalisé un et son frère Axel Sénéquier, écrivain, en a fait un livre. Il est venu me raconter cette histoire incroyable.

Guillaume Canaud est néphrologue. Après des études de médecine à Montpellier, il est venu exercer dans le prestigieux hôpital Necker, à Paris, où il reçoit des patients et s'investit dans la recherche. Au début de cette histoire, il a un peu plus de 35 ans et se voit facilement faire toute sa carrière dans les pathologies rénales, comme son père. Il y a tellement de progrès à faire dans la prise en charge des maladies chroniques du rein. Il n'imagine pas encore qu'il va bientôt changer de domaine de recherche.

En 2015, un de ses confrères du centre hospitalier universitaire de Bordeaux le contacte. Il souhaite lui adresser un patient pour lequel il est dans l'impasse. Il lui explique qu'il s'agit d'un jeune homme de 29 ans, atteint d'une grave maladie génétique, le syndrome de Cloves, qui lui cause, entre autres, des problèmes aux reins. Sa pathologie se caractérise par la formation anarchique d'excroissances sur le corps. Cela peut être sur un doigt, et donc rester bénin, comme se développer partout, sur les muscles, les os, les membres et même sur les organes. Dans ce cas, la maladie est très grave, car en plus de déformations majeures du visage, du thorax ou des membres, le cœur, les reins et le cerveau peuvent aussi être touchés.

Guillaume Canaud ne connaît pas ce syndrome, mais dès qu'il voit entrer le patient dans son bureau, il comprend en un coup d'œil que c'est grave. L'homme est à un stade avancé de la maladie. Il est en fauteuil roulant et son corps est plein d'œdèmes. Il a notamment une volumineuse bosse dans le dos, puis une de ses jambes et une de ses oreilles sont hypertrophiées.

Le médecin l'ausculte et fait réaliser de nombreux examens : scanners, IRM, biopsies rénales et prises de sang. Mais il constate rapidement qu'il ne va pas pouvoir faire grand-chose. Tous les paramètres du patient sont au rouge. Son insuffisance rénale n'est pas soignable. Son rythme cardiaque est complètement anormal, avec 120 à 130 battements par minute au repos alors qu'il est compris entre 60 et 100 au maximum pour un adulte en bonne santé. Idem pour sa tension, bien trop élevée. Son corps semble épuisé de se battre contre cette maladie qui endommage ses organes et les empêche de fonctionner normalement.

Avant de porter un diagnostic, le professeur discute des résultats des examens avec ses confrères radiologues, cardiologues et chirurgiens de l'hôpital, et tous arrivent à la même conclusion : le patient n'a plus que quelques mois à vivre, et à part lui offrir des traitements de confort, ils ne voient pas bien comment l'aider. Le néphrologue rappelle son confrère de Bordeaux et l'informe de la situation.

Le jeune homme, lui, ne se doute de rien. Il est tellement habitué à vivre avec sa maladie que, certes, il ne se sent pas en forme, mais pense que c'est un mauvais moment à passer et que cela va probablement aller mieux. C'est un ingénieur brillant, diplômé de l'École centrale, passionné d'aéronautique et amateur de trompette. Il repart de l'hôpital sans connaître le sombre pronostic de Guillaume Canaud. Et le médecin, de son côté, ne parvient pas à s'enlever de la tête ce patient sympathique, et ce mystérieux syndrome dont il ignorait encore tout, la veille.

De retour chez lui, il fait des recherches et se plonge dans des articles de médecine sur le sujet. Il découvre que la maladie a été identifiée et nommée relativement récemment, en 2006, par un pédiatre américain, Ahmad Alomari. Quelques années plus tard, en 2012, la science génétique a fait un bond de géant et un autre chercheur américain a réussi à identifier le gène en cause : il s'agit du PIK3CA. Normalement, il est chargé de réguler la croissance des cellules. Mais, lors de cette mutation observée dans le **syndrome de Cloves**, il est suractivé et crée ces hypercroissances à l'intérieur et à l'extérieur du corps. Malgré toutes ces avancées, il n'existe pas encore de traitement curatif. Pour les excroissances les plus graves, les médecins ne peuvent proposer que leur scalpel, pour des opérations de chirurgie parfois mutilantes.

Le syndrome de Cloves : une maladie très rare et douloureuse

Le syndrome de Cloves touche moins de 1 personne sur 1 million dans le monde, un chiffre probablement sous-estimé, car cette pathologie est parfois non diagnostiquée, voire cachée puisqu'elle est considérée comme honteuse. Les déformations du corps peuvent entraîner des douleurs physiques, mais aussi psychologiques, dans la mesure où le regard des autres est difficile à supporter. La maladie apparaît dès la naissance ou dans la toute petite enfance, et l'espérance de vie des patients peut être réduite en fonction de la localisation et du développement des hypercroissances.

Guillaume Canaud est un chercheur passionné. Il continue de dévorer la littérature médicale et découvre encore autre chose : la mutation génétique du syndrome de Cloves est présente aussi dans plusieurs cancers, notamment du sein. Et si les laboratoires pharmaceutiques, très actifs dans la recherche contre le cancer, avaient trouvé comment contrer cette évolution ? Et il découvre que c'est le cas : quatre centres de recherches font des études spécifiques sur le gène PIK3CA. Les travaux de l'un d'eux semblent particulièrement avancés : le groupe suisse Novartis est en effet en train de développer une molécule appelée BYL719, qui doit empêcher l'hyperactivation de PIK3CA. Les essais thérapeutiques en sont à leur première phase.

Il n'y a pas de temps à perdre pour son patient. Le professeur contacte directement les responsables du laboratoire pour leur demander l'autorisation de tester la molécule sur son patient. Il obtient leur accord. Il sollicite ensuite l'aval de l'Agence nationale de sécurité du médicament et des produits de santé. Il l'obtient aussi. L'ANSM le fournit à titre compassionnel, c'est-à-dire qu'on est dans le cas où aucun autre traitement ne peut être proposé à ce malade et que son état ne lui permet pas d'attendre davantage.

Le moment est vertigineux pour Guillaume Canaud. Il s'apprête à mener un essai totalement expérimental, fondé uniquement sur ses propres convictions scientifiques. Cette molécule a à peine eu le temps d'être testée pour le cancer du sein qu'il la détourne déjà pour une tout autre maladie. Mais le professeur rationnalise : il se dit que son patient est de toute façon malheureusement condamné, alors au pire, si le médicament a des effets secondaires mortels – ce qu'il n'espère vraiment pas –, son espérance de vie aura été raccourcie de quelques mois seulement.

Guillaume Canaud appelle son patient. Il lui explique sa découverte et l'essai qu'il a envie de tenter avec lui. Scientifique lui aussi, celui-ci accepte tout de suite ce traitement expérimental. Le rendez-vous est pris au début de l'année 2016. Le malade subit d'abord une batterie d'examens : IRM, scanners, prises de sang. Ses excroissances sont photographiées et mesurées au millimètre près pour les comparer « avant » et « après » le traitement. Il faut pouvoir montrer leur évolution sous l'effet de la molécule : si elles diminuent, si elles grossissent, ou si rien ne se passe.

Le jeune homme commence la prise de comprimés. Dès le lendemain, il appelle Guillaume Canaud un peu inquiet. Il lui annonce qu'il n'arrête pas d'uriner. Le professeur est tendu. Il le fait venir aussitôt à l'hôpital. Il craint que son patient n'ait déclenché un diabète grave, un des effets secondaires potentiels du traitement. Il mesure sa glycémie, mais non, elle est normale. Il le laisse repartir chez lui. Quelques jours plus tard, son patient le rappelle : ça continue, il n'arrête pas d'uriner. Sinon, tout va bien. Peu de temps après, il rappelle encore et signale au médecin qu'il a l'impression de perdre du poids. Lorsqu'il est reçu une semaine plus tard en consultation de contrôle, Guillaume Canaud tombe de sa chaise : le jeune homme maigrit.

Le traitement fait non seulement cesser le développement de ses excroissances, mais les fait aussi diminuer progressivement. Semaine après semaine, Guillaume Canaud et son équipe assistent à d'incroyables améliorations : les œdèmes disparaissent, la jambe dégonfle et son oreille retrouve une taille normale. En six mois, c'est spectaculaire : il a perdu 30 kg. Et cela se répercute sur tous ses paramètres vitaux. Son cœur se remet à pomper normalement, sa tension redevient normale, il retrouve de l'énergie.

Le pari du professeur est gagné. Avec son équipe, il décide maintenant d'expérimenter la molécule sur des souris. Les chercheurs reproduisent les effets du syndrome de Cloves sur des rongeurs, leur administrent la molécule et obtiennent le même succès : les souris perdent leurs excroissances et fondent de la même façon.

Ces résultats spectaculaires commencent à s'ébruiter à Necker. Une équipe pluridisciplinaire est mise en place au sein de l'hôpital pour mieux accueillir les patients atteints du syndrome de Cloves. Et justement, un confrère adresse à Guillaume Canaud une petite fille de 9 ans atteinte d'une forme sévère de la maladie. Son pronostic vital est engagé. Le professeur hésite. C'est une enfant, on ne peut pas prendre les mêmes risques qu'avec un adulte comme son patient. Cependant, il pèse le pour et le contre, et c'est aux parents de l'enfant de décider. Lorsqu'il leur explique les résultats obtenus sur le jeune homme et les souris, ils acceptent tout de suite que leur fille participe à l'essai. Les autorités sanitaires donnent encore une fois leur accord et les résultats sont aussi impressionnants.

L'information se répand cette fois comme une traînée de poudre, notamment parmi les pédiatres. Une cinquantaine de patients lui sont envoyés, tous atteints du syndrome. Avec son équipe, le professeur sélectionne les personnes avec les atteintes les plus lourdes, celles dont le pronostic vital est engagé ou qui risquent une amputation à court terme. Les autorités sanitaires le suivent encore une fois et donnent leur feu vert pour les 17 patients choisis. Et c'est encore un succès.

Parmi eux, il y a le cas bouleversant d'une petite fille de 5 ans, dont les excroissances comprimaient la moelle épinière. Dans son fauteuil roulant, hospitalisée quasiment en permanence et percluse de douleurs, elle avait revécu après le traitement. Au bout d'un mois, elle était revenue dans le service en marchant avec un déambulateur. Elle a ensuite pu aller à l'école pour la première fois et a envoyé à Guillaume Canaud une photo émouvante la montrant tout sourire, le cartable sur le dos.

Pour elle, comme pour les premiers patients soignés avec cette molécule, il n'y a pas eu ou très peu d'effets secondaires. Un an et demi après le début de son traitement, le jeune homme n'avait qu'une hyperglycémie à contrôler grâce à un régime alimentaire spécifique. Et sa qualité de vie n'a cessé d'augmenter.

En juin 2018, le professeur publie les résultats de ses recherches dans la très prestigieuse revue *Nature*. La consécration pour un chercheur. Et un espoir immense pour les quelque 8 000 malades du syndrome de Cloves dans le monde. En quelques jours, son service reçoit plus de 4 000 e-mails du monde entier, souvent des parents d'enfants atteints de la maladie. Certains viennent même directement à Necker pour tenter de le rencontrer et d'obtenir la molécule pour leurs enfants. Une mère de famille de Bordeaux, par exemple, se trouvait chez elle devant la télévision. Elle regarde un reportage qui parle de la découverte et croit reconnaître les symptômes de son fils, jamais diagnostiqué jusqu'ici. Elle réfléchit un peu... pas longtemps. À 21 heures, elle monte dans sa voiture et roule vers Paris. À la première heure, elle est dans le bureau de Guillaume Canaud en train de lui montrer des photos de son fils et de lui expliquer ses symptômes et son quotidien. Le professeur le sélectionne pour recevoir le traitement.

Aujourd'hui, le professeur est spécialisé dans la prise en charge des patients atteints du syndrome de Cloves venant du monde entier. Dans un service dédié à l'hôpital Necker, il établit les diagnostics génétiques des malades avant de leur proposer un traitement approprié. Il poursuit également les essais cliniques en vue d'une mise sur le marché européen de la molécule pour ces patients. Aux États-Unis, c'est déjà fait, l'agence américaine du médicament (FDA) a autorisé le médicament, premier et unique traitement pour les formes pédiatriques et adultes du syndrome de Cloves.

Depuis le premier patient, un peu plus de 150 autres ont été traités avec cette molécule. Jean, Antoine, Anne-Sophie ou encore Loïc se sont confiés au frère de Guillaume Canaud dans un livre poignant*. Ils racontent leur vie d'avant et leur vie d'aujourd'hui, avec le traitement. Et c'est bien d'un miracle dont ils semblent parler...

* Axel Sénéquier, *Qui a tué Cloves ? Histoire d'une découverte hors norme*, Hygée Éditions, 2021.

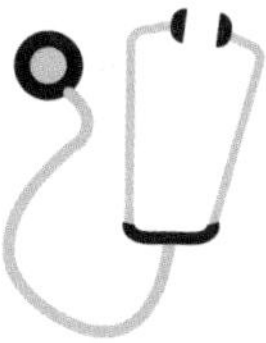

« Quand je discute avec mon frère de cette histoire, il me dit toujours : “Ce n’est pas un miracle, je ne suis pas un héros, je suis un médecin, je fais de la recherche.” Et à chaque fois, je lui réponds : “Oui, oui, mais qu’est-ce que ça fait de te dire que tu as sauvé 8 000 vies ? Parce que, quand même, ce n’est pas rien. Pas grand monde peut dire qu’il a contribué à sauver 8 000 vies. Après ça, à mon avis, tu peux mourir tranquille. Ta vie est réussie.” Et il me répond toujours : “Oui, ça fait plaisir, mais j’ai encore tellement de choses à faire. Il faut qu’on fasse plus encore...”

Moi, je pense que c’est une façon de se protéger, il ne réfléchit pas parce que, s’il commence à le faire, il pourrait prendre la grosse tête alors que, lui, pas du tout, il est à fond dans son truc ! Du coup, moi, je suis vraiment heureux et fier de pouvoir raconter cette histoire qui lui rend hommage ainsi qu’à tous les chercheurs, tous les médecins – on l’a vu avec la crise du Covid – qui travaillent comme des dingues et qui ne sont jamais vraiment mis dans la lumière, jamais remerciés. Et là, moi, avec mon frère, j’ai trouvé une occasion de les remercier. »

—— *Axel Sénéquier, frère de Guillaume Canaud*

LE POUVOIR DE L'INTUITION

On a tous connu plus ou moins le stress du débutant dans nos métiers respectifs. Cette tension qui peut galvaniser, mais aussi paralyser face aux premières responsabilités. Et puis, petit à petit, on s'émancipe de celles et ceux qui nous ont tout transmis. On apprend à se faire confiance, on défend davantage nos convictions, et c'est indispensable pour devenir un bon professionnel. En voici une illustration avec Clara Brichant, psychiatre à Paris. Elle nous raconte la prise en charge d'une patiente énigmatique, qui l'a fait grandir et progresser dans sa pratique.

Clara Brichant débutait tout juste en psychiatrie quand cette histoire lui est arrivée. Elle a alors une trentaine d'années, elle vient de finir son internat et revient à Paris pour exercer. Elle n'est pas encore installée dans son propre cabinet et se partage entre deux emplois.

La première partie de la semaine, elle travaille au sein d'un service psychiatrique dédié aux patients dits « aigus », déjà diagnostiqués schizophrènes, bipolaires ou encore paranoïaques, et en crise lorsqu'ils sont pris en charge à l'hôpital. L'atmosphère peut y être très tendue. Certains ont des comportements dangereux pour eux et pour les autres, et sont alors placés en chambre d'isolement. Plusieurs sont d'ailleurs ici contre leur gré, hospitalisés sous contrainte à la demande d'un tiers.

L'autre moitié du temps, elle exerce dans un climat plus apaisé, au sein d'un **centre médico-psychologique** (CMP). Elle y suit des personnes également diagnostiquées pour un trouble psychiatrique, mais « stabilisées », qui parviennent à vivre normalement, en prenant leur traitement. Elle reçoit aussi des patients qui ont besoin d'un simple soutien psychologique parce qu'ils traversent une période de vie difficile.

Paradoxalement, ce sont ses consultations au CMP qui lui procurent le plus de stress, car pour la première fois, elle se retrouve seule face aux patients. Jusqu'à présent, pendant son internat, Clara Brichant a toujours eu un tuteur

Qu'est-ce qu'un centre médico-psychologique ?

Les centres médico-psychologiques accueillent toute personne qui souffre d'une vulnérabilité psychique.
Il en existe pour adultes et pour enfants. Les patients qui viennent consulter peuvent avoir accès à des psychiatres, des psychologues, mais aussi à des éducateurs, des orthophonistes ou à des assistants sociaux. Les consultations sont gratuites, entièrement financées par la Sécurité sociale.

auquel se référer. Mais depuis six mois, ça y est, elle est une « senior » et ressent davantage le poids de la responsabilité médicale sur ses épaules. Bien sûr, elle peut toujours échanger pendant les pauses-café avec ses collègues sur un cas plus complexe que les autres, mais ce n'est pas comparable au travail en équipe d'un service hospitalier. Elle est seule face au diagnostic et à la prise en charge, et certains jours, elle trouve cela vertigineux. D'autant que, comme à l'hôpital, le rythme est très soutenu au CMP. Pas trop le temps de réfléchir, d'hésiter, de tergiverser : le calendrier de rendez-vous est plein et les consultations s'enchaînent.

C'est donc une jeune psychiatre très concentrée et peut-être un peu stressée qui reçoit un jour, dans son bureau, une patiente étonnante. La jeune femme a 35 ans environ. Elle est célibataire, sans enfant, et travaille depuis plusieurs années dans un grand groupe automobile. Elle a l'air sympathique et lui tend un courrier de son médecin généraliste qui l'envoie consulter. Le problème ? Un absentéisme récurrent à son travail depuis plusieurs mois. La cause ? Inconnue. Élément troublant : le médecin précise dans sa lettre que sa patiente a toujours été une salariée modèle et qu'aujourd'hui, elle déconcerte sa hiérarchie, car elle ne cherche absolument pas à expliquer ou à justifier ses absences répétées. Elle reste sourde à tous les rappels à l'ordre et aux avertissements. Une procédure de licenciement est même envisagée, mais avant d'en arriver là, son employeur veut comprendre.

Voilà un motif de consultation assez singulier. Clara Brichant démarre l'entretien en demandant à sa patiente sa propre version de l'histoire. La jeune femme lui répond que tout est vrai et qu'elle n'a rien à ajouter. La psychiatre lui demande plus d'explications, pour quelle raison et comment elle prend la décision de ne pas se rendre à son travail, et la jeune femme lui dit qu'elle n'en sait rien.

Elle raconte que, certains matins, elle n'arrive pas à se réveiller à l'heure, et puis elle reste sur son canapé. Elle allume la télévision et la regarde toute la journée en mangeant des chips et des sucreries. C'est par phase. C'est régulier. Et cela dure depuis six mois environ.

Lors d'un premier entretien psychiatrique, l'objectif du médecin est de recueillir un maximum d'éléments qui pourront l'orienter vers une ou plusieurs hypothèses, puis un diagnostic. Clara Brichant pose alors toute une série de questions à la jeune femme, un véritable interrogatoire sur sa vie, sa famille, son parcours scolaire et professionnel, son entourage amical, son état de santé... Sa patiente a un profil tout à fait ordinaire, avec une vie en apparence très stable. Elle est socialement intégrée, en bonne santé, sans aucune maladie chronique ni problème médical notable. Elle n'a pas d'antécédents psychiatriques, n'a jamais été traitée avec des psychotropes, n'a pas fait de dépression ni connu d'addiction particulière. Elle n'a jamais fait de tentatives de suicide, et dans sa famille non plus, il n'y a, apparemment, rien à signaler. L'examen clinique ne révèle rien. La patiente n'est, certes, pas très bavarde, mais lorsqu'elle répond aux questions, son discours est structuré et cohérent. Elle ne semble pas avoir d'hallucinations auditives ou d'autres symptômes psychotiques. Enfin, la médecin demande si un traumatisme, une maladie ou un deuil pourrait expliquer son changement de comportement six mois auparavant : la patiente lui répond « non ».

Le temps de la consultation est écoulé. Clara Brichant décide de ne pas lui prescrire de traitement d'emblée et lui propose un rendez-vous, deux semaines plus tard.

Seule dans son cabinet, la jeune psychiatre prend quelques instants pour réfléchir. Certains symptômes de la jeune femme lui font penser à une dépression : la rupture soudaine avec le rythme habituel, l'alimentation anarchique, la perte de motivation et les heures passées, immobile, sur son canapé. Mais quelque chose l'interpelle. C'est ce détachement, cette sorte d'apathie qu'elle décèle chez sa patiente, qui ne cherche ni à justifier ses absences à son employeur ni à s'expliquer face à la psychiatre. La jeune femme semble extérieure à tout, y compris à elle-même.

Lors du deuxième rendez-vous, la médecin a encore de nombreuses questions en tête. La patiente a toujours un « bon contact », comme on dit dans le jargon médical : elle répond aux questions, n'affiche pas d'hostilité, est même plutôt cordiale. Elle raconte encore son quotidien, explique qu'elle continue de passer des journées entières sur son canapé à grignoter des aliments gras et sucrés. Elle reconnaît qu'elle a pris beaucoup de poids ces derniers mois. Sa vie sociale est désormais quasi inexistante, car elle ne sort presque plus et ne répond jamais au téléphone. Mais cette fois encore, son détachement par rapport à sa situation interpelle la psychiatre. Pourquoi cette patiente ne semble pas ressentir de tristesse, ce qui est pourtant une caractéristique de la dépression ? Non seulement elle ne se sent pas déprimée, mais elle ne semble pas non plus anxieuse de sa situation.

Clara Brichant s'interroge : sa patiente souffre-t-elle d'une **dépression atypique**, qui se caractérise notamment par un besoin de sommeil et de nourriture accru ? La jeune femme l'a précisé : si elle ne va pas au travail, c'est souvent parce qu'elle a du mal à se réveiller, par ailleurs, elle grignote en continu toute la journée. Cela pourrait correspondre.

Mais toutes les cases ne sont pas cochées selon la psychiatre. Dans la dépression classique, on ressent un certain désespoir, au moins de la tristesse ou de la mélancolie. Dans la dépression atypique, c'est plutôt une hypersensibilité aux bonnes et aux mauvaises nouvelles. Chez sa patiente, rien de tout ça. C'est même tout le contraire, c'est comme si elle n'éprouvait plus d'émotions.

Qu'est-ce que la dépression atypique ?

Le concept de « dépression atypique » vient de la psychiatrie anglo-saxonne. Il désigne un épisode dépressif avec une forme clinique particulière. Les symptômes sont ainsi différents de la dépression dite « mélancolique », avec par exemple un excès de sommeil et de nourriture, une humeur exacerbée et une bonne réaction à certains traitements médicamenteux normalement peu efficaces contre la dépression.

Dans le langage psychiatrique courant, la dépression atypique désigne aussi un tableau clinique peu classique pouvant faire penser à une autre maladie psychiatrique comme la schizophrénie ou la bipolarité.

La psychiatre est également déconcertée par l'aboulie de la jeune femme, un trouble mental caractérisé par un affaiblissement de la volonté, une incapacité à initier des actions et à réaliser les tâches du quotidien. Le tableau clinique de la patiente reste encore bien mystérieux pour Clara Brichant.

Alors que la psychiatre est en plein doute, elle reçoit un appel de la mère de la patiente qui vit dans le sud de la France, loin de sa fille. Cette dernière ne lui répond plus au téléphone et elle est très inquiète. À Clara Brichant, elle répète sans cesse qu'elle ne comprend pas le changement de comportement de sa fille, pourtant si travailleuse et sociable quelques mois auparavant. La jeune psychiatre s'entretient avec elle, mais la maman est tellement anxieuse, tellement pressante que Clara Brichant se demande si l'événement déclencheur de cette dépression atypique aurait un lien avec une mère peut-être trop envahissante ? Des tensions familiales pourraient-elles expliquer cette dépression ?

La patiente a peut-être envie de se libérer de l'emprise de sa mère ? Elle fait peut-être une sorte de crise d'ado en restant sur son canapé à engloutir des chips, refusant de se rendre au travail et ne répondant pas au téléphone ? Surtout si c'est sa mère qui appelle, ou toute autre forme d'autorité...

Lors de la consultation suivante, la psychiatre tente de questionner sa patiente au sujet de sa mère, mais elle n'obtient toujours pas plus de réaction. Sa prise en charge n'avance pas. Une pointe de découragement l'envahit désormais quand elle reçoit la jeune femme. Plus elle tente de la faire parler, moins elle croit à l'hypothèse psychologique des tensions mère-fille. Elle ne décèle toujours pas de pathologie psychiatrique dans son discours, qui reste cohérent. Elle ne parvient pas non plus à poser clairement le diagnostic de la dépression pour cette patiente qui semble ne rien ressentir. Elle n'a plus aucune piste.

Enfin si, une idée commence à s'imposer dans son esprit. Une intuition clinique qui se fait de plus en plus insistante quand elle observe la jeune femme. Et s'il fallait réexaminer la situation et écarter les pistes psychologiques et psychiatriques ? Plusieurs pathologies, notamment thyroïdiennes, neurologiques ou inflammatoires, peuvent entraîner les mêmes troubles que ceux de la patiente. Il arrive même que l'on traite des personnes avec des psychotropes parce qu'ils ont des changements brutaux de comportement, des troubles de l'humeur, alors qu'en réalité, ils souffrent de dysfonctionnements physiologiques. Le traitement est alors inefficace, et la pathologie, pendant ce temps, risque de s'aggraver.

Clara Brichant craint que sa patiente ne soit dans cette situation. Elle contacte alors la médecin généraliste qui lui a adressé la jeune femme pour lui demander si toutes les pistes somatiques ont bien été explorées. Au téléphone, elle tombe sur une consœur pressée, qui lui explique de façon assez expéditive qu'elle a évidemment effectué de nombreux examens qui n'ont rien révélé et que c'est bien pour cela qu'elle lui a adressé sa patiente. Clara Brichant n'insiste pas. En raccrochant, elle se demande si la médecin a bien prescrit des imageries cérébrales, des bilans thyroïdiens ou encore rénaux. Mais au fond d'elle, elle est persuadée que sa consœur, bien plus âgée et plus expérimentée qu'elle, a forcément fait ce qu'il y avait à faire. Elle se dit que c'est à elle, toute jeune psychiatre, d'améliorer sa prise en charge.

Clara Brichant écarte donc la piste somatique. Elle n'a plus qu'un diagnostic en tête : la dépression. La combinaison d'entretiens avec un psychiatre et d'un antidépresseur fonctionne dans 70 % des cas environ. Elle continue donc à la suivre et lui prescrit du Prozac. La patiente vient toujours à ses rendez-vous, et la psychiatre augmente les doses de son traitement très progressivement. Les semaines passent, mais rien ne change. La jeune femme semble extérieure à tout, ne va au travail qu'épisodiquement et évite toute vie sociale. Le tout sans exprimer de mal-être par rapport à sa situation. La psychiatre lui prescrit alors un régulateur d'humeur. Encore une fois, c'est un échec total. La jeune psychiatre est alors totalement déstabilisée : le traitement devrait agir au moins sur certains symptômes de sa patiente. Là, c'est comme si elle prenait un placebo. Clara Brichant en est convaincue : elle fait fausse route.

Cela ne peut pas être une dépression ni une autre pathologie psychiatrique, elle a assez de recul désormais pour l'affirmer. Il faut creuser la piste somatique, rien d'autre ne peut expliquer l'aboulie persistante de sa patiente. Elle rappelle la médecin généraliste et lui laisse un long message en expliquant sa démarche diagnostique : les traitements médicamenteux ne font rien, la patiente ne présente pas de signes évidents de dépression et toutes les autres maladies psychiatriques ont été écartées. Elle lui demande de vérifier les examens médicaux déjà réalisés et de la tenir au courant. Elle pourra alors prescrire ceux qui manquent éventuellement et qui pourraient éclairer la situation. Cette fois, la psychiatre se montre bien plus déterminée que lors du premier coup de fil. Elle est certaine que son intuition est la bonne.

Au rendez-vous qui suit cet appel, la patiente ne se présente pas. C'est la première fois qu'elle manque une séance sans la prévenir. Et son silence dure. Pendant plusieurs semaines, la psychiatre n'a aucune nouvelle d'elle, de sa mère ou de son médecin. Elle est un peu étonnée de cette rupture de suivi, sa patiente ayant toujours été assidue. Elle se remet en question, se demande si elle a commis une erreur, si elle a échoué dans sa prise en charge.

Cette histoire aurait pu rester dans son esprit comme une tache sur le début de sa carrière, être ressentie comme un échec. Sa confiance en elle, en son savoir aurait pu en souffrir. Pourtant, ce n'est pas ce qu'il va se passer, grâce à un courrier envoyé au centre médico-psychologique et qui lui est adressé.

Il s'agit d'un compte rendu opératoire, dans lequel un neurochirurgien explique qu'il vient d'opérer avec succès sa patiente pour un volumineux **méningiome**, une tumeur bénigne au cerveau. Voilà la confirmation de l'intuition de Clara Brichant. Elle avait raison. Tout s'éclaire, l'ensemble des symptômes de sa patiente s'explique. Elle a bien fait d'insister auprès de la médecin généraliste.

Le méningiome était situé dans le lobe frontal, la zone « chef d'orchestre » du cerveau. Il renferme les centres de la mémoire, de la prise de décision, de la créativité et du raisonnement par analogie. Une tumeur à cet endroit, lorsqu'elle grossit, comprime ces zones et peut empêcher toute prise d'initiative et altérer toute la vie sociale. Le changement de comportement de cette jeune femme, passive sur son canapé, s'expliquait donc non pas par une dépression ou un événement traumatique, mais par cette tumeur, heureusement bénigne.

Qu'est-ce qu'un méningiome ?

Les méningiomes sont des tumeurs à croissance lente qui se développent à partir des méninges. C'est en grossissant qu'ils peuvent provoquer divers symptômes en fonction de leur localisation : des maux de tête, des convulsions, une faiblesse dans un membre, un changement de personnalité, ou encore des troubles de la parole ou de la vue. Le plus souvent bénins, certains disparaissent grâce à un traitement hormonal, d'autres avec la chirurgie. Moins de 1 % des méningiomes sont malins.

Clara Brichant a sauvé la vie de cette patiente, ni plus ni moins. Le méningiome avait tellement grossi qu'il y avait un risque « d'engagement cérébral », c'est-à-dire qu'il pouvait finir par comprimer des structures cérébrales vitales et entraîner le décès de la jeune femme.

Ce compte rendu opératoire est la dernière nouvelle que la psychiatre a eue de sa patiente, qui ne sait sans doute pas que c'est elle qui a donné l'alerte qui a permis la découverte de la tumeur. Clara Brichant repense régulièrement à elle et reste avec ses suppositions : elle imagine qu'elle va bien, malgré la lourdeur de l'opération subie et la rééducation qui a dû suivre. Et même s'il y a un risque de rechute pour les méningiomes, elle sait que la jeune femme est désormais suivie pour cela, qu'elle a rempli son devoir de médecin.

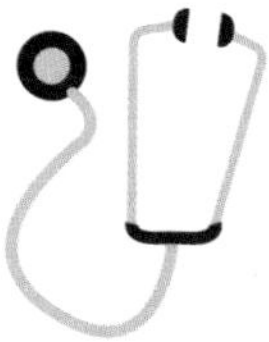

« J'étais contente qu'on ait pu établir un diagnostic, puis un traitement adapté pour cette patiente. J'étais notamment fière de l'avoir sauvée. C'est important, quand on est débutant aussi, de se fier à son intuition clinique, même si on n'a pas toujours des arguments très solides et très précis. Dans le rôle du médecin, il y a tout un tas de symptômes et de critères diagnostiques, mais il y a aussi, il ne faut pas le nier, une part d'intuition clinique qu'il s'agit de savoir écouter. Et donc, effectivement, cela m'a donné confiance dans mon intuition et dans mes compétences de jeune professionnelle, dans une situation où je m'étais sentie relativement seule.

Cette expérience m'a aussi marquée dans ma pratique, car la psychiatrie est une spécialité très riche et passionnante, mais en même temps difficile, parce qu'on n'a pas toujours d'examens paracliniques pour venir conforter notre diagnostic. Parfois, on peut se perdre dans des explications psychologiques devant des situations ou des tableaux cliniques qui s'expliquent en réalité par des troubles somatiques. J'ai compris qu'il ne faut pas hésiter à prescrire des examens plus poussés, comme des imageries cérébrales, au moindre doute. »

—— *Clara Brichant*

SURVEILLANCE RAPPROCHÉE

Dans l'accompagnement de situations médicales complexes, les infirmières et infirmiers occupent une place cruciale. Ils passent plus de temps que les médecins auprès des patients et ont souvent un rôle de surveillance très utile. En prodiguant les soins, ce sont eux qui voient en premier les effets des traitements et l'évolution de l'état de santé des malades. Et ce sont encore eux qui donnent l'alerte en cas de problème. Infirmier en réanimation, Louis a déjà été plusieurs fois confronté à des situations périlleuses. Dans ce service où la vie des patients ne tient parfois qu'à un fil, il y a des histoires qui marquent plus que d'autres. Il m'a raconté la prise en charge d'une femme qui a plongé l'ensemble de son service dans un grand stress.

Avant même que Louis la rencontre, ses collègues du service de réanimation l'ont prévenu : la patiente dont il va s'occuper est très sympathique. Elle a déjà été hospitalisée ici pour des interventions liées à ses problèmes de cœur et a conquis l'ensemble du personnel par sa bonne humeur et sa gentillesse. Elle revient cette fois pour une prise en charge postopératoire délicate puisqu'elle vient de subir une transplantation cardiaque.

Âgée d'une quarantaine d'années, elle est atteinte depuis sa naissance d'une cardiopathie, une maladie qui se traduit par un épuisement accéléré de son cœur. Lorsque la décision de l'inscrire sur la liste d'attente pour une greffe a été prise, il ne fonctionnait plus qu'à un cinquième de ses capacités normales. Le temps pressait quand elle a enfin pu être opérée.

Louis se prépare à l'accueillir au mieux. Les infirmiers en réanimation le savent bien, ce service peut être particulièrement anxiogène pour le patient au réveil. Pour éviter tout risque d'infection, les soignants sont équipés de vêtements médicaux de protection ne laissant voir que leurs yeux. Le bruit des machines est permanent, les malades, souvent intubés, ne peuvent pas s'exprimer. Louis devra donc rassurer sa patiente autant que possible. Plus elle sera sereine, mieux elle débutera sa convalescence.

L'opération a duré une douzaine d'heures. Quand la malade se réveille enfin, elle regarde Louis qu'elle ne connaît pas encore. Il s'approche et lui dit tout de suite d'une voix douce que la greffe s'est bien passée. Elle a un nouveau cœur qui, pour le moment, remplit son rôle à merveille. Il faut qu'elle se repose, c'est tout ce qu'elle a à faire. La patiente serre légèrement sa main pour signifier qu'elle a compris et se rendort aussitôt.

Son état évolue favorablement. Si tout se passe bien, elle ne restera que quelques semaines ici sous surveillance avant d'être admise dans le service de cardiologie. La partie n'est cependant pas encore gagnée. Depuis la première greffe cardiaque en 1967, cette médecine de pointe a fait énormément de progrès. Aujourd'hui, le pronostic vital est bon, avec 80 % de survie des patients une année après leur opération. Mais il subsiste des risques postopératoires graves, comme **le rejet de la greffe ou l'infection**. La mission de Louis est donc cruciale. Il doit exercer ce que l'on appelle dans le milieu médical « une surveillance rapprochée », c'est-à-dire guetter la survenue du moindre signe d'une complication. Plus on agit vite, plus il y a de chances de pouvoir traiter efficacement le patient.

L'infirmier exerce dans ce service depuis plusieurs années et connaît par cœur toutes les vérifications qu'il devra effectuer au quotidien. Pour le moment, la malade ne montre aucun signe de rejet de son nouveau cœur et semble ne pas trop souffrir. Louis fait avec elle comme avec tous ses autres patients qui ne peuvent pas parler parce qu'ils sont intubés. Il lui pose des questions, est attentif à ses mimiques et utilise des planches avec des pictogrammes pour communiquer. S'il détecte chez elle des douleurs ou tout autre signe, il avertit aussitôt les médecins. Et c'est justement ce qu'il va se produire.

Les principaux risques après une greffe

Le risque de rejet du nouvel organe après une greffe est important. Cet élément étranger qui ne possède pas la même carte d'identité génétique est considéré comme un intrus. L'organisme déploie alors une réponse immunitaire visant à détruire le greffon. Pour contrer cette réaction naturelle, un traitement immunosuppresseur est prescrit. L'inconvénient : il affaiblit le système immunitaire du patient qui résistera moins facilement aux infections. Le risque de rejet perdure toute la vie du greffé qui devra prendre ce traitement à vie.

Un matin, lors de ses vérifications de routine, il constate que sa patiente a des frissons et présente une température légèrement supérieure à la normale. Les bilans sanguins confirment la mauvaise nouvelle : un **germe infectieux** circule dans son sang. Alertés, les médecins mettent immédiatement en place un traitement à base d'antibiotiques. Et une question plane alors dans le service. D'où vient ce germe ? Les précautions d'hygiène sont tellement strictes, c'est incompréhensible. Peut-être a-t-elle été infectée avant son opération ? Ou lors de la chirurgie ? Ou par le personnel soignant en réanimation ? Personne ne sait. Et ce qui vient ajouter un peu plus au mystère, des analyses montrent qu'il s'agit d'une bactérie très rare, présente dans la terre ou dans la poussière. On la décèle le plus souvent chez des personnes travaillant dans la maçonnerie ou le bâtiment. Rien à voir donc avec cette patiente.

Les risques d'infection dans les hôpitaux

Une infection est dite « associée aux soins » (IAS) si elle survient à l'hôpital et qu'elle n'était pas présente ou en incubation au moment de la prise en charge. On l'appelle aussi « infection nosocomiale ». Malgré les procédures d'hygiène très strictes mises en place, le risque zéro n'existe pas. Le malade peut s'infecter avec ses propres micro-organismes s'il est particulièrement fragile ou avec ceux d'autres malades (transmission croisée) ou du personnel soignant. Les infections associées aux soins concernent environ 5 % des patients hospitalisés. Il s'agit principalement d'infections urinaires ou de la zone opérée. Elles entraînent des durées d'hospitalisation prolongées et parfois même de nouvelles interventions chirurgicales. On estime que 20 à 30 % peuvent être évitées et qu'elles causent la mort de 3 000 à 4 000 patients par an en France.

Le personnel soignant redouble de vigilance. Et Louis ne quitte plus le chevet de la malade devenue anxieuse et qu'il faut rassurer. Heureusement, les antibiotiques commencent à faire effet. Mais l'amélioration est de courte durée et l'infection repart. L'infirmier remarque alors que la cicatrice opératoire sur le thorax commence à légèrement changer de couleur, passant du rose à un jaune crème de mauvais augure. En effectuant des prélèvements autour, il découvre un foyer infectieux. Près de son cœur. La situation est catastrophique.

Tout le service est en alerte. Plusieurs soignants qui ont tissé des liens avec elle sont émus. On craint pour sa vie. Les médecins décident de lui administrer un traitement de choc en ajoutant deux antibiotiques au premier. Il faut impérativement éviter la propagation de cette infection. Le ballet des soignants s'accélère autour de la patiente. Louis prend encore du temps pour la rassurer. Elle pose énormément de questions par écrit, parce qu'elle est encore intubée. Elle cherche à tout comprendre et l'infirmier lui répond du mieux qu'il peut. Elle demande si elle va mourir. Il lui dit avec le plus de délicatesse possible que l'ensemble du service est mobilisé pour qu'elle récupère, mais qu'il ne peut malheureusement rien lui promettre. Ne jamais mentir. Et en même temps, tout faire pour préserver le moral du malade, indispensable à son rétablissement. Un équilibre toujours difficile à trouver pour le jeune infirmier.

La trithérapie d'antibiotiques semble fonctionner. L'infection perd du terrain et finit par disparaître. Louis continue à être très attentif, prêt à réagir au moindre signe. Et même si sa patiente est très affaiblie, il pense cette fois que ça va aller.

Pourtant, quelques jours plus tard, il doit encore donner l'alerte. Il a remarqué quelque chose d'anormal. Un des mollets de sa patiente est anormalement chaud au toucher. Il est aussi un peu rougi par rapport au reste de son corps et paraît gonflé. Ces symptômes font penser à une phlébite, un caillot de sang qui serait venu bloquer la circulation dans une veine de sa jambe. Un écho doppler est alors pratiqué, mais ne montre rien. Que se passe-t-il ? La tension monte, d'autant que les mêmes signes cliniques commencent à apparaître sur le second mollet de la patiente. Les médecins procèdent alors à une biopsie et le résultat sidère l'ensemble du service : un nouveau germe est découvert.

Louis est effondré. Il est un infirmier expérimenté et méticuleux, il est quasi certain de respecter à la lettre toutes les procédures d'hygiène mises en place dans le service. Cette seconde contamination est inexplicable. Mais il n'a pas le temps de chercher à comprendre. Le foyer infectieux s'étend, il faut tout de suite agir.

Les médecins décident d'anesthésier la patiente et de pratiquer une incision de ses mollets pour nettoyer et éradiquer les bactéries. La solution est radicale mais nécessaire. Louis ressent de plus en plus d'empathie pour cette femme qui se réveille avec ses deux jambes enrubannées dans de larges pansements. Encore une fois, il répète et complète les explications données par les médecins, explique, rassure. Pour la préserver, il fait aussi tout pour qu'elle ne voie pas trop ses plaies lorsqu'il les nettoie.

En quelques jours, la patiente se relève de cet épisode infectieux. Elle récupère même assez rapidement. On effectue quelques tests pour voir si elle peut respirer sans assistance, et ça fonctionne. On décide de la désintuber d'ici quelques jours, si l'amélioration de son état se poursuit.

Cette fois, Louis ne se permet pas d'être optimiste, et dans le service, l'atmosphère reste lourde. Avec ces événements, l'ensemble du personnel soignant est en plein doute. Qui a pu faire entrer ces bactéries dans le service ? Qui n'a pas respecté les procédures ? Pour la première fois depuis plusieurs années d'exercice, le jeune infirmier sent des tensions dans cette équipe jusqu'ici toujours unie.

Lui continue sa surveillance. Et il est de nouveau contraint de donner l'alerte. Cette fois, il ne s'agit pas d'une infection, mais c'est tout aussi grave. Épuisé par la lourde opération puis par les deux infections consécutives, l'organisme de sa patiente montre des signes de défaillance.

Elle commence à avoir des œdèmes un peu partout. Ses reins ont en effet mal supporté les antibiotiques à haute dose. Ils n'effectuent plus leur mission de filtrage du sang et d'évacuation de l'eau par les urines. Une dialyse est mise en place pour assurer artificiellement ces fonctions. Mais ce traitement fait chuter sa tension et met à l'épreuve son cœur, qui commence à son tour à dysfonctionner. Impuissants, les soignants constatent que son stimulateur cardiaque censé prendre le relais en cas de défaillance est maintenant obligé de délivrer une impulsion électrique pour chaque battement de son cœur épuisé. Que faire ? Si on arrête sa dialyse pour soulager un peu son cœur, son sang ne sera plus filtré et la malade risquera une intoxication médicamenteuse. Les médecins décident de la plonger dans un **coma artificiel**. C'est la seule option pour tenter de la sauver.

La patiente est informée et se montre presque soulagée de savoir qu'elle va pouvoir se reposer. Mais elle demande tout de même : « Est-ce qu'on est certain que je vais me

Pourquoi placer un patient en état de coma artificiel ?

Placer un patient dans un coma artificiel permet de mettre au repos ses fonctions vitales pour préserver son énergie nécessaire au processus de guérison. Cela lui permet également de ne pas souffrir. Cet état de perte de conscience est obtenu grâce à des médicaments hypnotiques et sédatifs. Le coma artificiel est principalement indiqué en cas d'œdème cérébral, d'infarctus, d'arrêt cardiaque ou encore de traumatisme crânien sévère.

réveiller ? » Encore une fois, pas question de mentir pour Louis. Il ne se souvient plus exactement des mots qu'il a employés, mais il espère avoir trouvé les plus appropriés.

Une fois la patiente dans le coma, le chemin est encore long. À deux reprises, les médecins tentent de la réveiller avant de la rendormir, car son corps présente à nouveau des défaillances sévères. Ces échecs sont très douloureux pour l'ensemble du personnel soignant, et la question de l'acharnement thérapeutique se pose. Ne faut-il pas laisser partir cette malade qui ne survit plus qu'artificiellement grâce aux machines ? Les médicaments qui lui sont donnés lui font-ils plus de bien que de mal ? Plusieurs fois, les membres du service vont se réunir pour peser le pour et le contre de la poursuite de tous ces lourds traitements. Aucune question n'est taboue. D'autant que la malade n'a formulé aucune volonté particulière sur un éventuel arrêt des soins et n'a pas désigné de tiers de confiance pour prendre une décision à sa place. Mais elle est jeune, sans pathologie particulière hormis son problème cardiaque. La majorité du service croit encore qu'elle a des chances de s'en sortir. Elle va leur donner raison.

Peu à peu son état se stabilise. On la réveille pour de bon. Son cœur semble tenir le coup. La tension est encore maximale. L'infirmier reste concentré pour effectuer sa veille minutieuse de tous les instants, pour ne rien rater. Puis le temps passe. Elle va vraiment mieux, elle retrouve sa bonne humeur et son rire résonne de nouveau dans les couloirs du service. Quelques semaines plus tard, Louis se permet enfin d'être soulagé. On prépare le transfert de sa patiente en cardiologie, elle n'a plus besoin de la surveillance rapprochée du jeune infirmier ni de toutes les machines du service de réanimation. Quand la décision est officiellement prise par les médecins, Louis est en congés. Ses collègues lui passent un coup de téléphone pour lui annoncer la bonne nouvelle.

À son retour à l'hôpital, il ne résiste pas à l'envie de passer la voir. Pour rire, elle fait mine de ne pas le reconnaître, elle qui n'a vu que ses yeux pendant ces cinq mois d'hospitalisation.

Mais bien sûr, elle a tout de suite reconnu sa voix. Il se souvient qu'elle l'a remercié. Il me précise, lors de l'interview, que ce n'est pas si important, que c'est son métier. Il sait aujourd'hui qu'elle a parfaitement récupéré. Et se réjouit de se dire que, si tout va bien pour elle, il ne la reverra plus jamais dans son service de réanimation.

« Cette histoire m'a fortement marqué émotionnellement. Déjà, cette prise en charge a été particulièrement longue pour un service de réanimation, et puis, j'ai été très touché par cette femme et tous les malheurs qui lui arrivaient. Mes collègues aussi. Cette histoire nous a aussi secoués professionnellement dans nos pratiques. Ces infections nous ont remis en question, on a dû prendre du recul. Moi, je me disais : "OK, tu as fait tout ce qu'il fallait, ce que tu estimes être le mieux, mais est-ce que tu n'aurais pas pu faire encore mieux ? Est-ce que ce n'est pas toi qui as ramené ce germe ?" C'était très difficile. Dans le service, on a énormément parlé, débriefé, refait l'histoire parce qu'on s'est clairement retrouvé dans une situation qui ne devait pas se produire. Je pense qu'il est important d'accepter qu'on soit faillible, il faut toujours savoir reconnaître ses erreurs pour essayer de ne plus en commettre et réussir à s'améliorer, toujours. »

—— Louis

MÉPRISE

Lors d'une première consultation, avant même de passer à l'examen clinique, le médecin doit savoir décrypter son patient en se posant les bonnes questions : qui est cette personne et ce qu'elle décrit correspond-il à ce dont elle souffre vraiment ? C'est le professeur Jean-Noël Fabiani-Salmon qui m'a expliqué cela. C'est en négligeant cette étape que ce chirurgien cardiaque de renom est passé une fois complètement à côté de la pathologie d'une jeune femme. Il a choisi de me raconter cette histoire qui l'a longtemps hanté.

C'était il y a trente ans. Jean-Noël Fabiani-Salmon est encore un jeune médecin, exerçant dans le service de cardiologie d'un hôpital parisien. Alors qu'il est de garde une nuit, les urgences l'appellent pour l'avertir qu'une femme se plaint de vives douleurs thoraciques. Pour écarter tout risque d'infarctus, il faudrait la voir rapidement. Une consultation classique en somme, sauf que, lorsqu'il rencontre la patiente en question, le docteur est très surpris : elle a 25 ans, elle est *a priori* beaucoup trop jeune pour souffrir d'une pathologie cardiovasculaire.

D'un coup d'œil, il remarque aussi qu'elle semble très crispée. Elle ne lui sourit pas quand il se présente à elle, et son regard est fixe. Peut-être à cause de la douleur ? Le jeune médecin démarre la consultation en lui posant quelques questions sur ses symptômes. Là, elle s'anime et devient volubile. Elle décrit ses sensations avec force détails et, avec le plat de sa main, désigne le point de départ de sa douleur, sur son thorax, qui irradie ensuite dans son bras gauche, mais aussi vers son cou. C'est indiscutable : cette jeune femme décrit exactement les symptômes d'une **angine de poitrine**, et donc d'une maladie cardiovasculaire.

Qu'est-ce que l'angine de poitrine ?

Lorsque l'apport en oxygène est insuffisant par rapport au besoin du muscle cardiaque, celui-ci souffre et les symptômes d'angine de poitrine apparaissent. Dans 90% des cas, ce défaut d'irrigation du cœur est dû à une maladie des coronaires, l'athérosclérose, un rétrécissement des artères du cœur. Elle est souvent due au cholestérol. Cette pathologie touche en général les hommes de plus de 50 ans et les femmes de plus de 60 ans. La complication de l'angine de poitrine est l'infarctus du myocarde, quand l'artère rétrécie se bouche. Il faut dans ce cas être pris en charge d'urgence à l'hôpital.

À 25 ans, c'est très étonnant, se dit-il. Peut-être a-t-elle des facteurs de risques ? Il lui demande si elle prend la pilule, si elle fume, si elle a du cholestérol, du diabète ou des antécédents cardiovasculaires. Mais non, rien de tout cela. Le médecin tente alors de dépasser ses *a priori* scientifiques et commence à l'examiner.

Le cœur de la jeune femme bat normalement sous son stéthoscope et sa tension est bonne. Il pratique ensuite un électrocardiogramme au repos, mais là non plus, il ne décèle rien de particulier. Elle lui semble même en parfaite santé. Mais que faire alors de ces douleurs qu'elle décrit avec tant de précision ? Il ne peut tout de même pas les écarter d'un revers de main. Il décide de continuer ses investigations et programme un test d'effort le lendemain pour en savoir plus. La jeune femme est tellement angoissée qu'il décide de l'hospitaliser pour la nuit. Il sent qu'elle a besoin d'être rassurée.

Le test d'effort, aussi appelé « électrocardiogramme d'effort », consiste à demander au patient de pédaler ou de courir sur un tapis de course pendant que le cardiologue analyse le fonctionnement de son cœur. Cela permet de déceler d'éventuelles anomalies au niveau des coronaires, par exemple. Le test se déroule bien, mais le médecin est ennuyé : comme cela peut arriver parfois, le résultat n'est pas clair. L'examen laisse penser qu'il y a peut-être un problème, peut-être pas. Que faire ? Il réinterroge la patiente qui continue de se plaindre de fortes douleurs thoraciques en permanence, même au repos. Le docteur se dit alors qu'il faut lui faire réaliser une **coronarographie**. D'habitude, cet examen, invasif, est réservé aux cas plus avérés de maladies coronariennes. Mais là, il ne voit pas d'autre solution pour tenter de comprendre ce dont souffre sa patiente.

La radio est effectuée et l'imagerie ne laisse cette fois aucune place au doute : les coronaires de la jeune femme sont d'un calibre parfait et son cœur n'a aucun souci d'irrigation. Le cardiologue s'empresse d'aller la voir pour lui annoncer la bonne nouvelle. À sa grande surprise, il est accueilli avec froideur. La patiente a presque l'air contrarié

Qu'est-ce que la coronarographie ?

C'est un examen radiologique qui permet d'examiner les artères coronaires irriguant le cœur à la recherche d'un éventuel dysfonctionnement. Il est pratiqué en général après une angine de poitrine ou un infarctus du myocarde. Après une anesthésie locale, un cathéter est posé au pli de l'aine pour introduire une sonde dans l'aorte jusqu'aux coronaires droite et gauche. Grâce à l'injection d'un produit de contraste, le chirurgien observe leur aspect et leur éventuelle anomalie de calibre. En cas de rétrécissement avéré, l'examen peut aboutir à un pontage ou à une angioplastie, avec la pose d'un stent, une sorte de ressort en métal, pour maintenir la dilatation de l'artère à l'endroit de son rétrécissement.

de ce résultat. Pourquoi souffre-t-elle tant si ses coronaires vont bien, lui demande-t-elle ? Le médecin est désarçonné. Il lui répond que ses douleurs thoraciques sont peut-être causées par des spasmes aux coronaires. On appelle cela « l'angor spastique ». Cela peut arriver en cas de stress intense ou après la prise d'une substance toxique, d'une drogue ou d'un médicament. Il lui conseille de prendre le traitement qu'il va lui prescrire et de voir si son mal s'atténue. Il lui recommande ensuite plusieurs cardiologues exerçant à côté de chez elle en lui disant de ne surtout pas hésiter à consulter de nouveau si ses troubles persistent.

En la quittant, Jean-Noël Fabiani-Salmon est persuadé d'avoir accompli sa mission, celle d'écarter tout risque d'une pathologie grave, en tout cas au niveau cardiovasculaire. Il espère que ses douleurs cesseront rapidement et oublie vite la jeune femme. Jusqu'à ce qu'il reçoive un appel, six mois plus tard. Au téléphone, un confrère d'un autre hôpital parisien lui raconte avoir vécu exactement le même scénario. Il lui explique avoir pris en charge cette patiente. Elle décrivait avec précision tous les symptômes d'une angine de poitrine. Vu son jeune âge, il a d'abord hésité à pratiquer une coronarographie, mais face à son insistance et par précaution, il a fini par céder. Il n'a rien trouvé non plus et elle lui a ensuite demandé de transmettre les résultats au docteur Fabiani-Salmon qui avait déjà réalisé une coronarographie. D'où son appel.

Les deux médecins sont stupéfaits. Pourquoi n'a-t-elle pas précisé tout de suite qu'elle avait passé cet examen quelques mois auparavant ? Dans ce cas, le cardiologue n'en aurait jamais prescrit un autre. Deux coronarographies à quelques mois d'intervalle, ça n'a médicalement aucun sens. L'état des artères n'évolue jamais dans un délai aussi court, même chez les personnes très âgées. Ils concluent tous les deux que la patiente doit être victime de fortes angoisses. Après avoir raccroché, le docteur pense aux nombreux malades hypocondriaques qu'il a déjà reçus en consultation. C'est plus fréquent qu'on ne le pense. Mais, de ce qu'il a pu observer, ils sont très différents de cette jeune femme, beaucoup plus agités et fantaisistes dans la description de leurs symptômes. Ils disent qu'ils ont la sensation que leur cœur se décroche et localisent souvent mal leur douleur avec le doigt. Au contraire, cette patiente montre un visage impassible, d'une rigidité troublante. Et surtout, elle décrit ses symptômes de façon réaliste et cohérente. C'est difficile pour un médecin de douter de son récit.

Quelques mois passent et ça recommence. Cette fois, Jean-Noël Fabiani-Salmon est averti par courrier. Il a été désigné par la jeune femme comme son cardiologue référent, alors on lui adresse son compte rendu d'hospitalisation. Le médecin découvre le même déroulé avec la même issue : une coronarographie normale. Le cardiologue est sous le choc. Là, cela ne peut plus être une simple angoisse de quelqu'un d'hypocondriaque. Cet examen est invasif, pas très agréable, inquiétant même pour certains patients. Et puis, il a été réalisé dans le sud de la France, ce qui signifie qu'elle est allée jusqu'à s'éloigner de son domicile parisien pour le réaliser. Qu'est-ce qui peut la pousser à réclamer une coronarographie pour la troisième fois ?

Les mois suivants, le docteur reçoit encore plusieurs alertes, de toute la France, comme si la jeune femme effectuait un grand voyage et qu'à chaque étape, elle se rendait aux urgences et obtenait de faire examiner ses coronaires. Il décide alors d'alerter l'ensemble des services de cardiologie du pays. Un fax est envoyé à tous les hôpitaux avec la description de la patiente et une recommandation : l'orienter vers une prise en charge psychiatrique.

Car entre-temps, tourmenté par cette histoire, le médecin s'est renseigné. Il a parlé de cette femme à plusieurs confrères et les psychiatres de son entourage ont tous évoqué un même diagnostic : le syndrome de Münchhausen. Ceux qui en sont atteints cherchent à convaincre qu'ils sont malades avec pour objectif d'attirer l'attention, voire la compassion. Pour cela, ils se présentent souvent aux urgences des hôpitaux et simulent des troubles physiques ou psychiques. Quand leur pathologie est mise en doute, ils nient, parfois de façon virulente, et s'en vont recommencer ailleurs. Les psychiatres ont alors mis en garde le docteur. Le risque de ce syndrome est que la personne ne s'arrête jamais, jusqu'à subir des opérations chirurgicales pour rien. Jusqu'ici, les cardiologues qu'elle a consultés se sont limités à réaliser des coronarographies, mais jusqu'à quand ?

La circulaire envoyée par Jean-Noël Fabiani-Salmon semble enfin faire effet. Pendant un moment, il n'a plus de nouvelles. Mais un jour, il reçoit de nouveau un courrier : il est toujours cité comme cardiologue référent, et cette fois, le compte rendu d'hospitalisation l'informe que la patiente a décrit des symptômes faisant penser à une dissection aortique. Il s'agit d'une urgence vitale rare où l'aorte se fend, en général à cause d'une hypertension sévère. On lui a donc fait passer un scanner, qui n'a rien montré.

Le cardiologue est effondré. Ça recommence. Voyant qu'on lui refusait maintenant de pratiquer une coronarographie, elle a tout simplement changé de symptômes et de pathologie. Son tour de France des urgences reprend, cette fois pour des scanners. Le docteur songe qu'encore une fois, elle subit des rayons X pour rien. Il se dit que cela va mal finir. Il émet encore une alerte pour demander aux services de cardiologie de privilégier le psychiatre au scanner pour prendre en charge cette patiente. Puis c'est de nouveau le silence radio. Le docteur n'a plus aucune nouvelle de la jeune femme.

Vingt ans ont passé. Le docteur est devenu professeur. Il est maintenant chef du service de chirurgie cardiovasculaire de l'hôpital Georges-Pompidou, à Paris. Dans son équipe, tous connaissent l'histoire de cette patiente. Il la raconte régulièrement, notamment aux jeunes internes, pour les mettre en garde. Un jour, un de ses confrères lui annonce que sa patiente est là. Elle est revenue. Elle a été admise pour des symptômes d'angine de poitrine. C'est lui qui l'a prise en charge. Il connaissait son passé, alors il a bien tenté de résister, mais il a vraiment trouvé qu'elle était crédible, et le test d'effort a montré d'évidentes anomalies. Il lui a donc pratiqué une nouvelle coronarographie. Jean-Noël Fabiani-Salmon est atterré. Il commence à sermonner le médecin, mais ce dernier l'arrête net : l'examen a cette fois montré un rétrécissement préoccupant de la coronaire gauche. Il faut que le professeur l'opère d'urgence.

Ce qu'il redoutait est arrivé. En cherchant pendant tout ce temps à faire croire qu'elle était atteinte d'une maladie cardiovasculaire, elle a fini par la créer. Pendant toutes ces années, elle n'a pas arrêté de recevoir des rayons X pour ses multiples examens radiologiques, ses dizaines de coronarographies et ses scanners. Petit à petit, cela a endommagé ses coronaires. Le professeur se sent mal à l'aise. Il culpabilise et se dit qu'elle est maintenant malade de tous ces examens qu'il n'a pas réussi à lui faire éviter. Il se rend à son chevet pour la saluer et l'informer que c'est lui qui va se charger de son opération. La vision de cette femme rongée par la maladie mentale l'attriste. Elle est agressive, et son apparence physique n'a plus rien à voir avec celle d'il y a vingt ans.

L'intervention est plutôt banale pour le professeur et tout se déroule parfaitement. Il pose un stent dans la coronaire atteinte afin de la dilater et de permettre une irrigation de nouveau normale de son cœur. Quand il informe la patiente du succès de l'opération, comme il s'y attendait, elle est loin d'être ravie. Au contraire, elle lui reproche de l'avoir encore une fois mal prise en charge puisqu'elle ressent encore de terribles douleurs. Cette fois, le professeur ne la laisse pas partir comme il y a vingt ans. Il obtient qu'elle aille consulter un psychiatre de l'hôpital.

Mais les syndromes de Münchhausen sont complexes à traiter. Ces patients sont en effet particulièrement réfractaires à une prise en charge qui mettrait à mal leur discours selon lequel ils ont une maladie organique. Pourtant, un vrai suivi peut leur permettre d'exprimer leur souffrance psychique autrement que par des plaintes somatiques. Cette patiente n'a pas pu suivre ce chemin. Jean-Noël Fabiani-Salmon a appris que le psychiatre à qui il l'avait confiée n'avait rien pu faire : elle s'est rendue à deux consultations seulement avant de disparaître de nouveau.

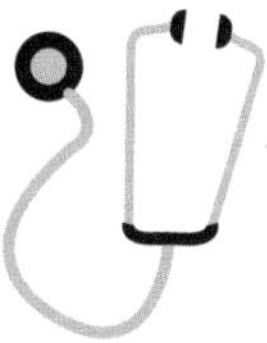

« Pour moi, cette histoire est l'expérience d'un grand échec dans ma carrière de chirurgien cardiaque. J'ai eu le sentiment d'être le gros balourd de cardiologue qui a cru à son histoire au départ et qui a pratiqué des examens que je n'aurais jamais dû faire, et surtout, je n'ai pas réussi à arrêter cette course infernale. Mon métier en tant que médecin, c'est de faire du bien aux gens, de les guérir, pas de leur créer une maladie en leur faisant des examens comme la coronarographie ! Le résultat, c'est qu'on a fait du mal à cette femme. Sur un plan pratique, elle nous a aussi montré la fragilité, à l'époque, de notre système de communication entre les différents hôpitaux. Heureusement, cette histoire ne serait plus possible aujourd'hui avec nos systèmes informatiques qui montreraient tout de suite la faille... »

—— *Jean-Noël Fabiani-Salmon*

UNE AUTRE VIE

Les médecins interviewés dans le podcast ont été nombreux à me parler de l'apport de l'AFM Téléthon pour les maladies rares. Cette association a en effet permis, grâce à des levées de fonds, de créer des centres de référence très précieux pour mieux coordonner et faire avancer les recherches. La neurologue Ana Ferreiro exerce dans l'un d'eux, l'Institut de myologie à Paris. Elle m'a raconté l'histoire d'une jeune patiente dont la vie a été bouleversée après y avoir été prise en charge.

Quand elle entre pour la première fois dans le bureau d'Ana Ferreiro, la jeune femme a 26 ans. Elle se déplace en fauteuil roulant et mène une vie épanouie entre son travail d'ingénieure, ses amis et son amoureux. Pourtant, si elle a pris rendez-vous, c'est qu'il lui manque quelque chose d'essentiel : un diagnostic. Depuis qu'elle est enfant, elle sait qu'elle est atteinte d'une maladie neuromusculaire, mais elle ne connaît pas son nom. Aujourd'hui, elle envisage de fonder une famille et souhaite en savoir plus sur son patrimoine génétique. De quelle pathologie souffre-t-elle précisément ? Risque-t-elle de la transmettre à ses enfants ? C'est avec ces questions qu'elle arrive à l'Institut de myologie, où plus de 250 experts reçoivent des patients atteints de maladies musculaires.

La neurologue commence sa consultation par un interrogatoire précis sur son passé médical. Elle a besoin de tout savoir. La jeune femme se raconte. Elle a une sœur jumelle. Très vite après leur naissance, ses parents se sont aperçus que les deux petites filles ne se développaient pas de la même façon. Elle a eu du mal à marcher avant ses 2 ans, et même après, elle était incapable de courir, de sauter et tombait sans cesse dans la cour de l'école. Elle se souvient qu'elle s'isolait des autres enfants, pour ne pas avoir à suivre leur rythme. Elle demandait tout le temps à s'asseoir, à être portée. Dans les escaliers, elle restait toujours accrochée à la rampe et montait marche par marche, bien au-delà de l'âge auquel les enfants le font habituellement.

Ses parents l'ont donc emmenée consulter, et les pédiatres ont multiplié les examens médicaux : biopsies musculaires, IRM, études génétiques... Finalement, le verdict tombe lorsque la petite fille a 5 ans : elle est atteinte d'une myopathie, une maladie qui touche le muscle et son fonctionnement. Mais les médecins ne peuvent pas en dire plus. Il ne s'agit pas de la « myopathie de Duchenne », qui n'atteint que les garçons de plus de 2 ans. Pas non plus de la « myopathie de Becker », qui apparaît plus tardivement. Alors, les médecins inscrivent dans son dossier le terme de « myopathie non étiquetée », c'est-à-dire que le gène responsable de sa maladie n'est pas encore identifié : il reste une partie du diagnostic à écrire.

Sa pathologie se manifeste essentiellement par une grande fatigue musculaire. Ses parents s'organisent pour lui éviter tout effort prolongé et la conduisent partout en voiture. À l'âge de 9 ans, elle se déplace sur un petit scooter électrique et, à 13 ans, elle a son premier fauteuil roulant. Depuis, elle est toujours capable de marcher, mais sur une très courte distance. Au bout d'une vingtaine de mètres, elle doit s'arrêter : les muscles de ses jambes ne la portent plus.

Elle raconte pudiquement à Ana Ferreiro qu'elle a cependant pu avoir une enfance, puis une adolescence tout à fait heureuse. Mais elle confie aussi que, à l'âge de 20 ans, elle a stoppé net son suivi médical. Ras-le-bol des blouses blanches et des examens qui semblaient ne servir à rien ! Quelques années ont passé. Elle a déménagé à Paris pour son premier emploi. Elle a ensuite entendu parler de cet institut et surtout des progrès fulgurants de la génétique ces dernières années. Et puis, il y a ce projet de devenir maman un jour. Elle a donc pris rendez-vous et, maintenant, elle est là, dans le bureau d'Ana Ferreiro. Avec l'espoir d'en savoir plus sur sa maladie.

La neurologue a tout écouté attentivement. Elle étudie le dossier médical que la jeune femme a apporté et passe ensuite à l'examen clinique. Comme elle aime le répéter souvent : « L'homme est un être de pensée, mais il est avant tout un être de chair. » Regarder et toucher les patients sont des étapes indispensables pour établir un diagnostic.

Elle demande à sa patiente de s'installer sur la table d'examen toute seule. La neurologue observe chacun de ses gestes et découvre un fait très surprenant par rapport à ses autres patients en fauteuil roulant : la jeune femme est capable de se lever et d'effectuer quelques pas sans la moindre difficulté. La neurologue teste ensuite ses réflexes et sa force musculaire. Elle lui fait lever les bras, les jambes, et voit combien de temps elle peut tenir. Au final, son examen clinique confirme ce que la malade lui a décrit : ses muscles fonctionnent parfaitement bien, mais de façon très limitée dans le temps. Comme s'ils s'épuisaient au bout de quelques minutes seulement.

Un mois plus tard, la jeune femme revient passer une batterie d'examens complémentaires. Ana Ferreiro lui fait réaliser des bilans sanguins, puis une IRM, qui indique bien que la structure de ses muscles est impeccable, et enfin un électromyogramme, qui enregistre l'activité électrique dans ses membres. Ce dernier examen confirme ce qu'Ana Ferreiro avait suspecté lors de son examen clinique : des anomalies existent au niveau de la jonction neuromusculaire. Depuis le système nerveux central, les nerfs moteurs transmettent bien le message au muscle pour qu'il se contracte et ce dernier réagit normalement. C'est après que des anomalies surviennent et finissent par interrompre l'action musculaire.

Ce nouvel élément amène la neurologue à une hypothèse : elle pense à une maladie génétique qui atteint précisément cette jonction entre le nerf et le muscle, le **syndrome myasthénique congénital**. Elle envoie les différents prélèvements sanguins à l'équipe de l'hôpital de la Pitié-Salpêtrière à Paris, spécialisée en génétique. Cela prend du temps, mais au bout de quelques mois, le diagnostic est confirmé : il s'agit bien d'un syndrome myasthénique congénital et le gène en cause dans la forme de la maladie de sa patiente est identifié.

Le jour où elle reçoit le courrier du laboratoire de génétique, Ana Ferreiro est très émue. Elle va bientôt mettre un terme à la douloureuse errance diagnostique de la jeune femme. C'est une immense page qui va se tourner pour elle. Mais ce n'est pas tout. La neurologue sait aussi que, dans les syndromes myasthéniques congénitaux, en fonction du gène atteint, un traitement peut parfois être proposé. Il s'agit de médicaments dits « repositionnés », c'est-à-dire qu'on les

Les syndromes myasthéniques congénitaux

Les syndromes myasthéniques congénitaux sont caractérisés par un dysfonctionnement de la transmission neuromusculaire entraînant fatigabilité excessive et faiblesse des muscles. Les symptômes apparaissent souvent dès les premiers jours après la naissance et, en tout cas, avant l'âge de 2 ans. La survenue à l'âge adulte est possible, mais reste exceptionnelle. Une trentaine de gènes en cause dans cette maladie ont été identifiés. C'est une maladie très rare qui touche environ 1 personne sur 250 000 dans le monde.

prescrit pour certaines pathologies, mais que l'on a découvert, souvent par hasard, qu'ils pouvaient aider à soigner d'autres symptômes.

Pour la patiente et sa mutation génétique, il s'agit du salbutamol, un médicament couramment utilisé pour traiter l'asthme et la bronchite chronique obstructive. Dans les années 1970, une médecin américaine asthmatique et souffrant d'un syndrome myasthénique congénital s'était aperçue que, lorsqu'elle prenait sa dose de salbutamol, ses symptômes de faiblesse musculaire diminuaient. Pourquoi ne pas essayer ? Au mieux, cela pourrait rendre un peu de mobilité à la jeune femme, songe la neurologue. Au pire, cela ne lui apportera rien.

Quand elle reçoit de nouveau la malade en consultation, Ana Ferreiro lui fait donc cette double annonce : on a enfin trouvé le nom de sa maladie et on a même un traitement à lui proposer. Mais la neurologue reste très prudente : comme pour tout médicament « repositionné », le succès n'est jamais acquis, cela reste expérimental. La jeune femme est sous le choc. Toute occupée à suivre ses brillantes études et à se lancer sur le marché du travail, elle n'avait jamais osé rêver à un traitement. Elle accepte de le tester et la neurologue admire encore une fois cette « force tranquille » qui l'avait impressionnée lors de leur première rencontre. La neurologue espère que cela va fonctionner. Dans son domaine de spécialité, les maladies neuromusculaires, ce n'est pas si fréquent de pouvoir proposer un traitement à ses patients.

La jeune femme commence à prendre son médicament, à toutes petites doses au départ, afin de bien mesurer et contrôler l'apparition d'éventuels effets secondaires. Tout va bien. La neurologue lui prescrit donc une augmentation progressive de ses doses de salbutamol et lui programme un rendez-vous de suivi trois mois plus tard.

Il faut beaucoup moins de temps à la malade pour comprendre que le traitement a des effets spectaculaires. À tel point que la jeune femme n'y croit pas au début. Elle se dit que son imagination lui joue peut-être des tours. Mais, petit à petit, elle ne peut plus l'ignorer. Elle constate qu'elle semble pouvoir effectuer davantage de pas que d'habitude, qu'elle peut tenir des efforts un peu plus longtemps. Au bout d'un mois, elle est capable de marcher un quart d'heure contre à peine une minute auparavant. Alors que les signes d'amélioration durent, elle s'autorise à en parler à ses proches. Son compagnon, sa famille, ses amis : tout le monde est bouleversé.

Lors de son rendez-vous avec Ana Ferreiro, trois mois plus tard, la neurologue mesure ses progrès lors de l'examen clinique. Elle chronomètre le temps qu'elle peut rester les mains levées au-dessus de la tête. Elle compte le nombre de fois d'affilée où elle parvient à se lever de son siège et à se rasseoir ensuite. Les améliorations sont nettes et la consultation très émouvante, car la neurologue le sait, si le traitement fonctionne déjà, cela signifie que la mobilité va continuer de s'améliorer.

Pendant les deux années qui suivent, la jeune ingénieure continue de prendre le traitement. À chaque consultation, Ana Ferreiro constate les progrès accomplis. La jeune femme fait sans cesse de nouvelles expériences. Elle qui n'avait jamais vraiment pu fatiguer ses muscles découvre enfin la sensation des courbatures et apprend peu à peu à laisser derrière elle son fauteuil roulant. Pour la première fois, l'été, elle monte avec toute sa famille en haut du pic du Canigou au lieu de rester en bas comme chaque année. Un autre jour, elle envoie un message à la neurologue : elle lui dit qu'elle est heureuse, la veille, elle a pris le métro pour la première fois seule et sans fauteuil roulant pour aller dîner chez des amis. Elle a aussi pu voyager au Pérou et en Bolivie avec son compagnon, autant d'aventures impossibles à imaginer auparavant. Quant à son fauteuil roulant, elle en a fait don après une année seulement de traitement. À 27 ans, elle a démarré une nouvelle vie debout, elle qui était simplement venue consulter pour obtenir un diagnostic. Aujourd'hui, elle est mère de jumeaux et se rend toujours disponible pour témoigner de son histoire qui illustre les immenses progrès de la recherche ces dernières années.

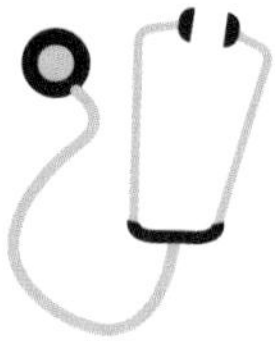

« Le cheminement de cette jeune femme est particulièrement beau, et les efforts doivent se poursuivre pour pouvoir apporter des réponses à beaucoup d'autres patients qui sont sans diagnostic. Même si la plénitude d'une vie ne se mesure pas à la force dans nos muscles, j'en reste convaincue. Mais c'est vrai qu'on assiste à d'énormes progrès dans l'identification et le développement de traitements de ces maladies. C'est une période très excitante. Récemment, à la fin d'une consultation, je me suis surprise à aller voir mon équipe d'infirmières pour leur dire que ce jour-là, j'avais eu trois patients qui allaient mieux avec des traitements, ce que je n'aurais jamais pu obtenir il y a dix ans, et on était tous très touchés par ce constat. »

—— *Ana Ferreiro*

LES ŒILLÈRES

Quand j'ai demandé au docteur Pierre Gargadennec si je pouvais l'interviewer, je cherchais pour le podcast le récit d'un médecin généraliste, après plusieurs entretiens avec des spécialistes. Pourquoi ? Parce que le médecin de famille a vraiment une place à part dans le parcours médical de chacun. Déjà, il est souvent le premier face aux symptômes d'un patient. C'est lui que l'on vient voir avant d'être orienté, si besoin, vers un spécialiste. Et ce rôle crucial, il le joue avec une proximité que n'ont pas les autres médecins. Certains suivent leur patient depuis l'enfance, parfois, un lien affectif se tisse, et je l'ai constaté : les généralistes ont dans leur sacoche bien des histoires à nous raconter…

Pierre Gargadennec est installé depuis quatre ans dans son cabinet à Quimper. Il a 33 ans, c'est un jeune médecin au moment de cette histoire. Un matin, il est seul à son bureau quand il reçoit l'appel d'une de ses patientes. Elle est totalement paniquée. Elle lui explique que son adolescent de 14 ans vient de faire un malaise alors qu'il prenait sa douche. Elle a du mal à trouver ses mots, et devant son désarroi, le médecin n'hésite pas et se met en route.

Qu'est-ce que cela peut bien être ? Un malaise sans raison apparente, à l'âge de 14 ans, c'est tout de même rare. Cela peut être grave. Au volant, il pense à cette famille qu'il connaît bien. Les parents et leurs deux adolescents, des garçons en pleine santé qu'il ne voit que pour des pathologies banales et anodines de l'enfance. Qu'est-ce qui a bien pu provoquer ce malaise ? Pierre Gargadennec ne peut s'empêcher d'être un peu inquiet.

Arrivé dans le lotissement où vit la famille, pas très loin de son cabinet, il est accueilli par la maman. Le jeune garçon est assis dans la salle à manger. Il est encore torse nu, les cheveux dégoulinants, avec une serviette de bain nouée autour de la taille. Il est pâle, un peu apathique, et son calme tranche avec la grande nervosité de sa mère, qui s'agite sans cesser de parler.

Lorsqu'ils sont appelés en urgence, les médecins sont habitués à scanner l'environnement en un coup d'œil, pour repérer des éléments qui pourraient les aider à vite faire un diagnostic. Ici, Pierre Gargadennec comprend que l'adolescent n'est pas en danger immédiat. Il pose sa sacoche, il va pouvoir prendre le temps de l'examiner.

Le jeune garçon semble comme en état de choc, mais rien de plus. Sa respiration est normale, ses gestes sont coordonnés et ses propos cohérents. Mais cet état plutôt rassurant n'enlève rien au fait que son malaise est troublant. On ne s'effondre pas sans raison dans sa douche à 14 ans, et le docteur doit comprendre pourquoi.

La grande difficulté de ce type de diagnostic, Pierre Gargadennec le sait, c'est que la crise est passée. Il n'y avait aucun témoin dans la salle de bains, et le seul élément dont il dispose est le récit du patient. Il l'interroge donc, et l'adolescent explique qu'il s'est soudain retrouvé la face contre le sol de la douche, avec de l'eau ruisselant sur son corps. C'est à ce moment-là qu'il a appelé sa mère. Il est incapable de se souvenir des secondes précédant sa chute. Il ne sait même pas s'il s'est affaissé, s'il est vraiment tombé, s'il s'est d'abord accroupi… Le médecin a beau insister, il ne recueille rien de plus : le jeune garçon ne peut apporter aucun élément quant aux circonstances de son évanouissement.

Pourtant, c'est déjà beaucoup. Malgré la pauvreté de son récit, l'adolescent a livré un élément capital qui permet déjà au docteur d'écarter une hypothèse : celle du **malaise vagal**, car l'adolescent ne l'a pas vu venir.

Le souci, c'est que les autres hypothèses sont plus inquiétantes. Le médecin pense d'abord à une crise d'épilepsie. Provoquée par une activité électrique anormale des neurones, elle peut entraîner des symptômes variés, par exemple des « absences » de dix à vingt secondes où la personne se trouve déconnectée de la réalité. Il pense aussi à un problème cardiaque. Le cœur s'emballe, se met à battre anormalement, et cette arythmie suscite une perte de connaissance brutale, dite « à l'emporte-pièce ». À 14 ans, les troubles cardiaques sont, certes, très rares,

Qu'est-ce que le malaise vagal ?

Également appelé « syncope », le malaise vagal est assez courant et bénin en dehors du risque de traumatisme en cas de chute. Il entraîne une baisse de tonus, voire une brève perte de connaissance. La plupart du temps, il est précédé de signes avant-coureurs dus à la baisse de la tension et du rythme cardiaque : papillons noirs devant les yeux, bouffées de chaleur, jambes molles…

mais peut-être s'agit-il d'une malformation non diagnostiquée jusqu'ici ?

Pierre Gargadennec le sait : ces deux hypothèses sont sérieuses et nécessitent une hospitalisation pour des examens plus poussés. Il explique à la mère et son enfant qu'ils doivent se rendre sans attendre aux urgences de Quimper pour en avoir le cœur net.

À l'hôpital, l'adolescent est admis en neurologie. Lorsque le médecin de famille appelle la mère le lendemain pour prendre des nouvelles, elle lui explique qu'un cardiologue est également venu examiner son fils. Pierre Gargadennec comprend que les médecins de l'hôpital vérifient les pistes auxquelles il a pensé : trouble neurologique ou cardiaque.

Quelques jours plus tard, il reçoit le compte rendu d'hospitalisation du jeune garçon à son cabinet. Mitigé. D'un côté, il y a de quoi être soulagé, car tous les examens sont plutôt rassurants. Les neurologues ont fait faire un scanner du cerveau à la recherche d'une éventuelle tumeur : rien à signaler. Les bilans sanguins sont normaux et le cardiologue est formel : le cœur est en pleine forme et ne présente aucun dysfonctionnement pouvant expliquer le malaise.

Seul élément troublant du dossier : l'électroencéphalogramme, qui enregistre l'activité électrique du cerveau et sert à diagnostiquer l'épilepsie. Le tracé montre quelques légères anomalies. Conclusion du neurologue de l'hôpital : « forte probabilité d'une première crise d'épilepsie ». Le docteur se souvient de cette formulation avec précision. Les mots sont pesés, il s'agit d'une « forte probabilité », rien de plus. Mais ce n'est pas tellement surprenant, le diagnostic d'une **épilepsie** peut être compliqué, surtout lors d'une première crise, car les médecins le savent : l'électroencéphalogramme n'est pas toujours fiable.

Accompagné de ses parents, l'adolescent revient en consultation. Il est d'abord rassuré par le médecin. La bonne nouvelle, c'est qu'il n'y a pas de tumeur au cerveau, de problème cardiaque ou d'autres affections à l'origine du malaise. Il s'agit d'une crise que l'on dit « idiopathique », sans cause connue. Mais Pierre Gargadennec poursuit sur une note moins positive. Pour ce jeune garçon, on suspecte une épilepsie qu'on appelle « généralisée », c'est-à-dire que le phénomène est généré dans l'ensemble du cerveau et peut entraîner une chute brutale. Ce ne sont pas forcément les crises impressionnantes de convulsions qu'on peut avoir en tête, mais le danger est le même : en perdant subitement le contrôle de ses membres, le risque de blessure est important.

Le principal danger de l'épilepsie est en effet lié aux circonstances dans lesquelles le malaise intervient. S'il se produit au guidon d'une mobylette, au cours d'une baignade en mer où le jeune Quimpérois va souvent nager ou lors d'une session d'escalade, cela peut provoquer un accident grave, voire mortel. Le rôle de Pierre Gargadennec est donc d'expliquer ces risques à l'adolescent. Le jeune garçon doit désormais être particulièrement vigilant lors de ses activités et consulter immédiatement en cas de survenue d'un nouveau malaise. Pour le moment, pas besoin de traitement. Une première crise d'épilepsie ne le nécessite pas forcément.

Qu'est-ce que l'épilepsie ?

L'épilepsie touche environ 600 000 personnes en France, dont la moitié a moins de 20 ans. Il s'agit d'une maladie chronique qui provoque un dérèglement de l'activité électrique du cerveau. Les crises peuvent entraîner une perte de conscience, une chute brutale ou des convulsions parfois impressionnantes des bras et des jambes. L'épilepsie peut apparaître sans cause identifiée ou à cause d'une affection et les traitements médicamenteux sont efficaces dans 70 à 75 % des cas.

Mais le médecin est formel : en cas de nouveau malaise, il sera pris en charge avec des médicaments qui pourront permettre d'espacer les crises, voire de les supprimer.

L'adolescent écoute le médecin de famille, la mine préoccupée. C'est normal. Une épée de Damoclès vient d'apparaître au-dessus de lui et de sa jeunesse insouciante. Ses parents, présents à la consultation, se montrent anxieux, surtout le père, qui se demande dans quelle mesure son fils risque notamment d'être entravé dans sa future vie professionnelle. Il y a en effet plusieurs métiers qui sont interdits aux personnes épileptiques, notamment dans le maintien de l'ordre et les transports.

La consultation s'achève. Les années passent. Pierre Gargadennec voit toujours régulièrement les parents, mais n'a plus de nouvelles de leur enfant. Pourtant, il lui avait demandé de venir une fois par an pour faire le point, passer les derniers mois en revue, discuter des éventuelles sensations bizarres, mais l'adolescent ne s'est jamais montré. Il doit être en pleine santé. C'est en tout cas ce que ses parents disent à chaque fois. Alors le médecin ne s'inquiète pas. Il sait d'ailleurs que 10 % des personnes épileptiques dans le monde ne font qu'une seule crise dans toute leur vie. C'est peut-être le cas de ce jeune garçon.

Quinze ans, il faudra quinze ans au docteur pour voir le jeune homme refranchir la porte de son cabinet. Il approche de la trentaine maintenant. Il s'assoit face au médecin avec un large sourire et explique qu'il se porte très bien. Il part bientôt en vacances en Guadeloupe et il est très heureux parce qu'il va s'initier à la plongée en bouteille. Il a hâte de découvrir les fonds marins des Caraïbes, et c'est d'ailleurs pour cette raison qu'il est ici : il a besoin d'un certificat d'aptitude. L'atmosphère se refroidit immédiatement dans le cabinet. Le docteur a la désagréable responsabilité de doucher ses espoirs. Non, impossible pour ce jeune homme de pratiquer la plongée autonome en bouteille. Cela fait partie, malheureusement, des activités interdites aux personnes épileptiques. S'il faisait un malaise en mer, ce serait très dangereux, il faut qu'il le comprenne.

Le jeune trentenaire se décompose. Et argumente. Oui, bien sûr, il se souvient de ce malaise dans sa douche quand il était adolescent. Mais cela ne s'est plus jamais reproduit depuis. Il est en pleine forme. Il le sent, il peut faire de la plongée. Face à lui, le médecin est formel. Il sait que cela fait partie du métier de, parfois, contrarier ses patients, en refusant un arrêt maladie, la prescription de tel ou tel médicament ou, dans ce cas précis, un certificat d'aptitude. Il sait aussi qu'il n'a pas le choix. En tant que médecin, la « forte probabilité » d'épilepsie inscrite dans le dossier médical du jeune garçon par un neurologue lui interdit de passer outre et de prendre le moindre risque.

Ses arguments de professionnel aguerri ont beau être solides, en face, le jeune homme ne désarme pas. Et le ton monte dans le cabinet. Le médecin commence à trouver étrange cette insistance en dépit du bon sens. Il y a pourtant un tas d'autres activités à explorer sur une île comme la Guadeloupe, et qui ne lui feraient prendre aucun risque... « Je suis certain de ne pas être épileptique », insiste le patient. Le docteur commence à s'agacer : « Comment pouvez-vous dire ça, alors que votre malaise a été analysé par des spécialistes ? Comment pouvez-vous gommer cette "forte probabilité" d'épilepsie ? »

« Parce que j'ai menti », lâche le jeune homme. Le silence s'abat dans le cabinet. Le médecin est stupéfait. Il fixe son patient droit dans les yeux et comprend tout de suite qu'il dit vrai. Il lui demande de s'expliquer. Le jeune homme raconte. Ce jour-là, il est sous la douche et pense à ce contrôle de maths qu'il n'a absolument pas préparé et qui le tétanise. C'est dans quelques heures. Il cherche une échappatoire. Tout à coup, il a cette idée. De se laisser tomber au sol, d'appeler sa mère et de lui parler d'un malaise.

Non, il n'avait pas du tout imaginé la suite de l'histoire. Sa mère si anxieuse. Le médecin de famille consciencieux qui arrive chez lui et qui ne peut pas conclure au malaise bénin, simplement parce que le jeune garçon explique ne pas s'être rendu compte qu'il allait perdre connaissance. Et qui l'envoie donc à l'hôpital pour des examens qui concluront à une probable épilepsie. Non, il n'a jamais rien avoué à ses parents inquiets. Il a culpabilisé, c'est sûr, mais n'a jamais trouvé de porte de sortie à cette spirale du mensonge.

Comment réagir à un tel aveu ? Le docteur se sent d'abord vexé, puis se fâche un peu. Il parle au jeune homme du coût de son mensonge pour la Sécurité sociale. Puis, rapidement, son irritation tombe. Il ausculte son patient, le trouve en parfaite santé et, pas rancunier, signe le certificat. Le patient s'en va, et pour le médecin est venu le temps de la remise en cause. Pourquoi n'y a-t-il pas pensé sur le coup ? Il existait en réalité une autre hypothèse ce jour-là : que l'adolescent ne veuille tout simplement pas aller à l'école ! C'est tout de même assez banal, un adolescent qui invente une excuse pour ne pas aller à un examen mal préparé. S'il s'était entretenu en tête-à-tête avec lui, peut-être aurait-il perçu son angoisse et l'histoire ne serait pas allée si loin ?

Pierre Gargadennec s'en veut un peu, même si, finalement, l'erreur de diagnostic n'a eu aucun impact sur la vie du jeune homme qui n'a jamais eu à prendre de traitement. Il a souvent repensé à cette histoire. Il en est aujourd'hui convaincu : le contexte d'urgence dans lequel il a mené sa visite a sûrement joué. Tout occupé à vouloir rassurer la mère inquiète, concentré pour tenter de deviner l'origine du malaise de l'adolescent, il en a oublié l'essentiel : le jeune garçon semblait avant tout en parfaite santé et avait peut-être une raison de ne pas vouloir se rendre à l'école.

Aujourd'hui, quand il raconte cette histoire trente ans après les faits, le docteur en garde un souvenir amusé. Il aime dire à ses collègues qu'une simple phobie des maths a été le diagnostic le plus long qu'il ait eu à poser de sa carrière : il a mis quinze ans.

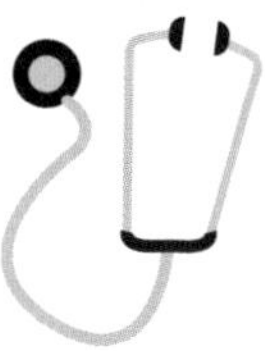

« Quand il m'a avoué avoir menti, j'étais plus vexé que fâché en réalité, car pour moi, ça a été une petite leçon. En général, on se fie à l'interrogatoire du patient, mais on doit aussi toujours avoir un petit coin de notre cerveau qui demande : "Est-ce que tout ce qui m'est expliqué est bien avéré, est bien clair ? Ou est-ce que c'est quelqu'un qui me mène en bateau ?" Ce jour-là, en allant chez lui en urgence, je ne lui ai pas laissé la possibilité de se confier à moi. Une partie de ma vexation venait de là. Après coup, je me le suis reproché, mais voilà, il y a des circonstances où on ne part pas sur la bonne piste, on a des œillères et on peut faire ce genre d'erreur. Et je vous le dis, même avec mon grand âge, je peux encore partir sur de mauvaises pistes, surtout si mon patient ne me dit pas tout ou falsifie un peu la vérité. On en apprend tous les jours... »

—— Pierre Gargadennec

DR JEKYLL ET MISTER HYDE

Cela m'est déjà arrivé – et je pense ne pas être la seule – de taper une liste de symptômes sur Internet pour essayer d'établir mon propre diagnostic. Bien sûr, les médecins le déconseillent, car cela peut induire en erreur et retarder une prise en charge adaptée. Mais il faut reconnaître que les informations médicales sur les réseaux ont gagné en qualité et peuvent rendre service. La professeure Isabelle Arnulf, neurologue et spécialiste des pathologies du sommeil, m'a raconté l'histoire d'un jeune patient pour lequel Internet s'est révélé déterminant.

Il s'agit d'un garçon de 14 ans en pleine forme. Il est fan de basket, a des résultats corrects en classe et de nombreux copains avec lesquels il dialogue en permanence sur son smartphone. Un jour de janvier, il se réveille épuisé et n'arrive pas à sortir de son lit pour aller au collège. Rien de très alarmant pour un adolescent en pleine poussée de croissance qui se plaint régulièrement de ses cours à 8 heures du matin. Mais sa fatigue dure plusieurs jours, au point que ses parents le conduisent chez le médecin de famille. Ce dernier pense alors à un petit virus hivernal, et après une semaine de repos, l'adolescent repart à l'école. Et tout le monde oublie cet épisode.

Pourtant, quelques mois plus tard, nouveau coup de fatigue, avec cette fois un élément plus préoccupant : son comportement devient étrange. Il se met à avoir une diction très lente et prononce des mots sans aucun sens, comme s'il était endormi. Ses parents s'inquiètent et retournent avec lui consulter leur docteur qui prescrit une prise de sang. Le jeune garçon a un peu plus de globules blancs que la normale, c'est un signe que son système immunitaire est en alerte. Le médecin rassure les parents en évoquant encore l'hypothèse d'un virus. L'épisode dure une dizaine de jours, et comme la fois précédente, leur fils retrouve de l'énergie et repart au collège.

Mais deux semaines plus tard, c'est de nouveau l'inquiétude. Au réveil, son regard a changé : il ressemble presque à un zombie et ne fixe plus ses parents, comme s'il voyait à travers eux. Il ne sait plus quel jour on est et à quel cours il doit se rendre. Il dit qu'il est trop fatigué et retourne se coucher. Paniqués, ses parents rappellent leur docteur qui leur conseille de l'emmener aux urgences.

Étant donné son âge et son absence d'antécédents médicaux, les médecins pensent tout de suite aux effets d'une substance toxique. Peut-être qu'il consomme de l'alcool ou du cannabis ? Les prises de sang sont cependant négatives. Un scanner cérébral est alors effectué, mais ne montre aucune lésion non plus. L'hôpital renvoie l'adolescent chez lui, disant à ses parents de le laisser se reposer : il combat peut-être encore un virus, il faut surveiller ses symptômes.

De retour chez eux, les parents scrutent le comportement de leur fils et cela les angoisse de plus en plus. Pendant dix jours, l'adolescent va dormir jusqu'à 22 heures sur 24. Et pendant ses 2 heures d'éveil, il n'est plus lui-même. Déjà, il ne touche plus du tout à son téléphone portable, ne répond pas à ses appels et finit par le laisser dans un coin, déchargé. Ensuite, il a une manière de s'alimenter qui ne lui ressemble pas : alors qu'il n'a jamais été un gros mangeur, il ne cesse de dévaliser les placards. Il ne prend plus soin de lui non plus, ses parents sont obligés de le conduire eux-mêmes à la douche pour qu'il se lave. Et ils ont presque l'impression qu'il ne sait plus comment se savonner.

Pour les parents, la piste du virus ne tient plus. Ils retournent à l'hôpital et décrivent tous ces symptômes, notamment cette hypersomnie qui pousse leur fils à tant dormir. Les médecins commencent à suspecter une pathologie inflammatoire au cerveau, peut-être une encéphalite ou une méningite qui pourrait entraîner ces comportements étranges. Mais la ponction lombaire ne révèle rien, l'IRM et l'électroencéphalogramme non plus : les réactions du patient restent un mystère. De nouveau, les médecins le renvoient chez lui, de nouveau, il se remet sur pied et, de nouveau, un matin, il a ces comportements étranges. Que se passe-t-il chez cet adolescent ? Serait-il atteint d'une pathologie psychique et non pas somatique ?

Alors qu'il est toujours en crise, le jeune garçon a rendez-vous avec le psychiatre de l'hôpital. Avec lui, l'adolescent se livre, et ses confidences donnent des raisons de s'inquiéter. Il raconte qu'il a l'impression de vivre dans un rêve.

Il ne sait pas s'il se trouve dans la réalité ou si le monde qui l'entoure est virtuel. En s'adressant à son interlocuteur, il lui dit, par exemple, qu'il ne sait pas s'il est vraiment dans ce bureau avec lui. D'ailleurs, existe-t-il vraiment ? Il se pose la question à voix haute. Enfin, il déclare que, s'il se jetait tout de suite par la fenêtre de l'hôpital, il ne mourrait probablement pas, car il est presque certain que tout ce qui l'entoure est faux. Pour le psychiatre, pas de doute, il souffre de **déréalisation**.

L'adolescent est hospitalisé en psychiatrie, car ses propos font craindre qu'il ne se mette en danger. Sa déréalisation peut être le signe d'une psychose naissante comme la schizophrénie, et son hypersomnie peut aussi faire penser à une dépression. Pourtant, trois semaines plus tard, le jeune garçon va mieux. Tous ses symptômes ont disparu. Les psychiatres ne lui prescrivent donc pas de traitement médicamenteux, simplement un suivi psychologique. Et puis la vie reprend. Et un mois plus tard, ça recommence.

Cette fois, à l'hôpital, quand ils voient revenir l'adolescent avec ses parents, les médecins sont totalement désemparés. IRM, scanners, ponction lombaire, analyses sanguines... Tout semble avoir été fait sans résultats. Il ne leur reste qu'une hypothèse éventuelle : celle d'une encéphalite d'origine auto-immune, très rare et difficile à diagnostiquer. Cette

Qu'est-ce que la déréalisation ?

La déréalisation est un trouble dissociatif qui conduit à une altération de la réalité. Celui qui en souffre a une sensation de détachement de son corps et de son esprit par rapport au monde extérieur. Ce sentiment d'irréalité peut survenir après la prise d'une substance toxique (cannabis, hallucinogène) ou après une période de stress intense. Une psychothérapie et en particulier une thérapie comportementale sont utiles pour traiter ce trouble qui apparaît généralement au cours de la petite enfance ou de l'enfance, rarement après 40 ans.

pathologie peut causer des symptômes similaires à ceux de leur jeune patient. Dans le doute, les médecins décident de lui administrer le traitement, de fortes doses de cortisone, mais ça n'a aucun effet sur la crise en cours du jeune garçon : c'est encore une fausse piste.

Les parents sont de plus en plus anxieux. Ils n'ont aucun répit, car après chaque crise, ils redoutent la prochaine. Ils guettent la moindre réaction troublante de leur fils, et surtout, la réapparition de son regard étrange. Ils ont l'impression de vivre avec Dr Jeckyll et Mister Hyde, ce personnage de fiction qui change brutalement de comportement et même d'identité sous la plume de Robert Louis Stevenson. Démunis, ils passent de longues heures sur Internet, à la recherche d'informations qui pourraient les aider. Un jour, ils écrivent les deux symptômes principaux de l'adolescent dans le moteur de recherche : « hypersomnie » et « déréalisation ». Ils tombent alors sur la page d'un site évoquant une maladie rare : le **syndrome de Kleine-Levin**. Et en lisant la description de cette pathologie, ils sont extrêmement surpris : tout coïncide avec ce que vit leur enfant.

Les parents appellent aussitôt leur médecin de famille et lui envoient l'article en question : il est d'accord avec eux, cela semble bien correspondre. En se renseignant un peu plus, le docteur découvre qu'il existe un centre de référence de ce syndrome à l'hôpital de la Pitié-Salpêtrière, à Paris. Il organise tout pour que leur enfant obtienne un rendez-vous rapidement, afin de confirmer ou d'infirmer ce diagnostic.

Qu'est-ce que le syndrome de Kleine-Levin ?

C'est une maladie neurologique rare qui touche environ 3 personnes sur 1 million dans le monde, en grande majorité de jeunes garçons. Chez deux tiers d'entre eux, cela commence par une infection. Les principaux symptômes sont une hypersomnie sévère, avec des périodes de sommeil allant de 18 à 22 heures par jour, des troubles cognitifs (apathie, confusion mentale...) et la déréalisation.
En fonction des patients, il peut s'ajouter d'autres symptômes psychiatriques ou comportementaux.
Les crises durent entre deux jours et plusieurs semaines, et sont entrecoupées de périodes sans aucun trouble.
La maladie a un bon pronostic. Dans 80 % des cas, au fil du temps, les épisodes se raréfient et deviennent moins intenses pour disparaître en général quand les patients sont âgés d'une trentaine d'années.

C'est la professeure Isabelle Arnulf, neurologue et responsable du centre, qui reçoit l'adolescent et ses parents pour un long entretien de deux heures environ. Comme souvent face à ses patients, elle est touchée par cet adolescent en souffrance et ses parents inquiets. La mère sort un agenda de son sac. Depuis neuf mois, elle a tout noté : les jours où leur fils va bien et ceux où il ne sort plus de sa chambre, où il s'est montré très incohérent, où il n'a pas voulu parler à ses copains venus le voir... Autant de petits moments qui peuvent paraître anodins, mais qui, mis bout à bout, sont incontestablement des symptômes pour la neurologue.

La professeure donne ensuite la parole à l'adolescent sur son ressenti. Il ne se souvient jamais de ses crises.

En revanche, il peut décrire certaines sensations. Il raconte, par exemple, qu'il ressent à chaque fois des signes avant-coureurs de ces épisodes. Un ou deux jours avant, il commence à être gêné par une sorte de flou permanent et ne parvient plus à voir les personnes et les objets de façon très nette. Il a aussi remarqué que sa nourriture n'avait plus le même goût. À ce moment-là, il sait qu'une crise arrive. Ensuite, il n'a plus l'impression de faire partie du monde qui l'entoure. Il voit les autres parler, bouger, mais c'est comme s'il se trouvait dans une dimension parallèle. Il ne peut plus faire confiance à ses propres sens, à ce qu'il voit, à ce qu'il entend. Il ajoute que, pour lui, ce n'est pas comme vivre dans un rêve, c'est au contraire vivre dans un cauchemar, et cela l'angoisse beaucoup. Heureusement, l'hypersomnie l'aide à supporter plus facilement les épisodes.

À l'issue de cet entretien, Isabelle Arnulf est presque certaine que son jeune patient est bien atteint du syndrome de Kleine-Levin. Ses descriptions et celles de son entourage sont très évocatrices. L'adolescent est ensuite longuement reçu par un psychiatre qui confirme que l'examen clinique ne révèle pas d'autre pathologie psychique. Ses tests cognitifs sont également corrects, ce qui montre que, après une crise, il récupère ses facultés. Tous les éléments semblent converger vers le syndrome.

Dernière étape pour établir le diagnostic : l'IRM, mais pas n'importe laquelle. Alors qu'une IRM classique permet de déceler des tumeurs, des lésions ou des saignements, l'IRM fonctionnelle cérébrale montre comment le cerveau fonctionne en temps réel. Et les résultats de l'examen sont éclairants : l'activité de son hippocampe, siège de la mémoire dans le cerveau, est ralentie. Il s'agit de l'une des premières zones affectée dans la maladie d'Alzheimer, responsable des oublis, mais aussi des problèmes de désorientation spatiale. Le jeune garçon présente aussi des anomalies au niveau de son cortex postérieur, une autre partie du cerveau chargée de traiter les informations visuelles et auditives, et de les rendre cohérentes. C'est cette zone qui est responsable de ses sensations de déréalisation pendant les crises.

Avec tous ces éléments, Isabelle Arnulf n'a maintenant plus aucun doute : le jeune garçon est bien atteint du syndrome de Kleine-Levin. Pour lui et sa famille, l'annonce est un véritable soulagement. Ce diagnostic permet enfin d'apporter une explication rationnelle à tous ses symptômes inquiétants. Et surtout, le pronostic est bon : la maladie devrait disparaître spontanément dans quelques années. Mais en attendant, il faut éviter le plus possible la survenue de nouveaux épisodes. La professeure a en effet constaté que, plus ils se répètent, plus ils sont intenses et longs dans le temps et risquent de laisser des séquelles. On estime qu'à force de subir ces crises, un tiers des jeunes touchés par la maladie présentent des troubles cognitifs légers mais persistants, des problèmes de sommeil ou d'anxiété notamment.

La neurologue sensibilise alors l'adolescent et ses parents sur les facteurs déclencheurs. Il a en effet été observé que la prise d'alcool ou de toute autre substance toxique, un stress intense, une infection ou un retard de sommeil important peuvent provoquer un épisode. Il faut donc être vigilant sur son hygiène de vie. Et si une crise survient malgré tout, il vaut mieux qu'il reste seul dans sa chambre et dans le noir s'il le souhaite, afin d'éviter toute source de stress pour son organisme.

Mais la médecin les prévient : pour le jeune garçon, ces gestes préventifs ne suffiront pas. Avec sept crises en neuf mois, la forme de sa maladie est agressive, et elle décide de mettre en place un traitement à base de lithium, efficace pour 80 % des patients atteints du syndrome. La neurologue rassure les parents quant aux effets indésirables, notamment sur le fonctionnement de la thyroïde et des reins : une surveillance étroite va être mise en place. Ce médicament reste la meilleure option pour leur enfant.

Et en effet, le traitement fonctionne. Les crises s'espacent et durent moins longtemps. Cela fait trois ans maintenant qu'Isabelle Arnulf le suit, et le jeune homme n'a plus aucun symptôme. La neurologue commence même à diminuer progressivement les doses de lithium, en espérant aller vers un arrêt complet du traitement. Autre bonne nouvelle : grâce à son diagnostic relativement rapide, l'adolescent n'aura probablement pas de séquelles. Pour son patient, le syndrome de Kleine-Levin ne devrait être bientôt plus qu'un lointain souvenir.

« J'étais très heureuse d'avoir pu le soulager. Quand j'étais jeune médecin, on avait tendance à dédramatiser ce syndrome en disant que c'était une maladie bénigne, qui guérissait spontanément, donc qu'il suffisait d'attendre. Mais depuis, on a fait du chemin, on a bien vu que, si on laisse faire, les crises peuvent être de plus en plus fortes et de plus en plus longues. Donc, on a fait beaucoup de progrès dans les traitements et la prise en charge, et c'est très positif. Il faut aussi s'occuper de ceux qui ne guérissent jamais, car malheureusement, il y en a.

Il reste aussi à trouver la cause de ce syndrome, et je voudrais bien partir à la retraite en l'ayant trouvée ! La recherche génétique a été un échec partiel jusqu'ici, car on a simplement identifié un gène de prédisposition au syndrome, mais pas celui qui en est responsable. Personnellement, je pense que la piste auto-immune est la bonne. Chaque année, la communauté scientifique découvre de nouveaux anticorps dirigés contre le système nerveux... C'est sur cette piste que je parie le plus aujourd'hui. »

—— *Isabelle Arnulf*

LES CRIS

Mansouria Merad est cheffe des urgences à Gustave-Roussy, un centre de pointe dans la lutte contre le cancer à Villejuif, dans le Val-de-Marne. Son service est dédié aux patients déjà suivis à l'institut. Ils y sont souvent reçus pour des complications liées à leur pathologie ou à leur traitement. Mais il arrive qu'ils viennent pour autre chose, et c'est toute la complexité de ces urgences particulières. Peu après son arrivée dans le service, Mansouria Merad en a fait l'expérience, avec cette patiente dont elle m'a raconté l'histoire.

Les urgences de l'institut sont bondées ce jour-là. Il y a du monde dans la salle d'attente et les médecins sont déjà tous occupés. Mansouria Merad finit de remplir le compte rendu de prise en charge d'un patient quand une infirmière vient la voir. Elle lui raconte qu'une femme se montre très pressante à l'accueil, demandant que sa sœur soit reçue au plus vite. Cette dernière, déjà suivie pour un cancer du sein à Gustave-Roussy, aurait, selon elle, brutalement changé de comportement. En temps normal, malgré la maladie, elle a toujours gardé son caractère enjoué et son dynamisme, prenant soin de dissimuler au mieux ses douleurs et sa fatigue à ses enfants. Mais, depuis quelques jours, elle reste prostrée dans son lit et ne communique presque plus. De temps en temps, elle pousse aussi des cris qui déconcertent sa famille. Personne ne sait s'il s'agit de manifestations de douleur ou de désespoir.

La sœur se demande s'il s'agit d'une dépression. Car en plus de son cancer, cette femme affronte en ce moment des problèmes personnels : en pleine procédure de divorce, elle assume seule la garde de ses deux enfants, dont une adolescente de 15 ans qui est avec elle dans la salle d'attente. Sa sœur précise enfin que cela fait déjà quelques semaines qu'elle la sent de plus en plus triste. Elle a plusieurs fois hésité à l'amener ici. Aujourd'hui, elle est très inquiète.

Mansouria Merad demande à l'infirmière d'installer la patiente dans une chambre. Elle consulte son dossier médical et apprend que cette femme, âgée de 48 ans, a déjà affronté un cancer du sein il y a une dizaine d'années. Elle avait guéri après avoir subi une mastectomie. Mais, il y a quelques mois, sa maladie a récidivé. Deux traitements ont déjà échoué et un troisième doit bientôt lui être proposé. Le temps presse, car elle a des métastases au foie et aux os. Avec sa séparation en plus, il est évident qu'elle traverse une période sombre et propice aux angoisses. La docteure redoute un « syndrome de glissement », quand les malades baissent les armes. Or, elle le sait : il est toujours plus difficile de soigner un patient qui ne s'implique plus et ne se sent plus acteur dans la lutte. Elle pense dès à présent qu'elle va probablement devoir solliciter le service psychiatrique de l'institut.

En entrant dans la chambre, Mansouria Merad est émue par la scène qu'elle découvre. La patiente est dans son lit. À son chevet, sa sœur et sa fille lui tiennent la main. Il flotte dans la pièce une atmosphère de douceur, teintée d'anxiété. La docteure s'approche et démarre la consultation en lui demandant ce qu'elle peut faire pour elle. La malade lui répond qu'elle ne sait pas trop, que ses proches ont insisté pour la conduire ici. Elle reconnaît qu'elle se sent fatiguée, que, parfois, elle a mal un peu partout, cependant, elle pense que son entourage s'inquiète trop. La médecin note qu'elle est cohérente dans ses propos, mais qu'elle semble curieusement assez détachée de sa propre situation comme des membres de sa famille présents.

Mansouria Merad les fait sortir pour l'examiner. Elle lui demande plus de précisions sur les douleurs qu'elle a évoquées, mais la patiente se renferme subitement et ne dit plus un mot. La docteure l'ausculte en détail et ne constate rien de particulier. Un seul élément l'interpelle. Lorsqu'elle lui palpe le ventre en douceur comme elle le fait d'habitude, la malade pousse un hurlement. La médecin s'arrête net et lui demande si elle lui a fait mal, mais la femme lui répond par la négative. Mansouria Merad lui demande alors pourquoi, dans ce cas, a-t-elle crié, et la patiente répond en marmonnant : « Parce que vous m'avez fait mal. »

C'est étrange. D'abord, la sœur et la fille ont bien insisté sur un point : jusqu'ici, cette femme était très pudique sur ses symptômes. Elle cherchait toujours à cacher sa peine à son entourage. Là, elle crie de façon totalement désinhibée. Est-ce que cela reflète une souffrance morale extrême ou bien physique, liée à une pathologie organique ou neurologique ?

À l'issue de la consultation, la docteure décide d'hospitaliser la patiente. Elle commence par renforcer son traitement contre la douleur avec une pompe à morphine. Elle lui prescrit également une prise de sang et constate que tout est normal, hormis un taux de lymphocytes relativement bas. Rien d'inquiétant, cela s'explique parfaitement par son cancer et ses traitements immunosuppressifs qui détruisent des globules blancs dont les lymphocytes font partie. Enfin, elle repense à l'aspect psychologique de son examen. Sa patiente a besoin d'un soutien, cela lui paraît évident. Après une rémission, affronter la récidive d'un cancer est toujours très déstabilisant. Il faut de nouveau livrer bataille, tout recommencer. Dans le cas de cette femme, en plus de la peur pour elle-même s'ajoutent des craintes pour l'avenir de ses enfants. Sa prostration décrite par ses proches est malheureusement un comportement souvent constaté par les médecins de Gustave-Roussy.

Avant de quitter l'institut en fin de journée, Mansouria Merad prévient ses confrères qui prennent le relais pour la nuit : pas d'urgence vitale pour cette patiente, mais vraisemblablement une grande souffrance psychique. Elle leur demande de passer la voir de temps en temps, pour évaluer son état.

Le lendemain matin, quand elle revient à l'hôpital, elle est interpellée par le médecin de garde. Il lui dit que sa patiente a vraiment un comportement étrange. Lorsqu'il s'est rendu dans sa chambre, il a délicatement soulevé le drap qui lui recouvrait le visage pour vérifier qu'elle allait bien. Elle s'est alors mise à hurler, semant la panique dans tout l'étage. Le médecin lui a alors demandé s'il lui avait fait mal, la patiente a fondu en larmes et ils ont mis un long moment à la calmer. Les infirmières lui ont aussi rapporté leurs difficultés pour prendre sa température et sa tension, car la patiente résiste et refuse qu'on la touche. Le médecin recommande d'appeler le service psychiatrique de l'institut en urgence.

La docteure va immédiatement la voir. Lorsqu'elle entre dans la chambre, elle découvre la patiente à quatre pattes sur son lit. La malade lui explique qu'elle a mal et qu'il n'y a qu'ainsi qu'elle se sent mieux. Elle a le visage crispé et paraît agacée de la présence de la médecin près d'elle. Mansouria Merad lui parle et surtout l'observe. Cette position à quatre pattes, ce regard hagard, ces cris, cette résistance quand on essaie de l'examiner... Tout cela est anormal. La médecin est maintenant persuadée que la pathologie de cette patiente n'est pas seulement psychologique. Elle pense alors à une atteinte cérébrale, et notamment à une **méningite carcinomateuse**, une complication possible du cancer du sein, quand les métastases se propagent au cerveau.

Certes, la patiente ne se plaint pas de maux de tête, symptôme fréquent d'une atteinte méningée. Mais la méningite carcinomateuse peut en revanche tout à fait entraîner la confusion mentale et le changement de comportement de cette femme. Mansouria Merad demande un scanner cérébral en urgence. Son résultat est normal, sans aucun signe suspect. Elle refait alors le point sur tous les symptômes observés, mais aucune autre hypothèse ne lui vient à l'esprit : sa patiente n'a pas de fièvre, donc *a priori* pas

Qu'est-ce que la méningite carcinomateuse ?

La méningite carcinomateuse est une complication d'un cancer, souvent du sein, du poumon, de la peau ou d'une leucémie. Elle résulte d'un transfert de cellules cancéreuses dans les méninges, *via* le liquide céphalo-rachidien, et entraîne un développement métastatique dans le cerveau qui doit être rapidement traité pour éviter le décès du patient. Pour soigner cette méningite, il faut effectuer une ponction lombaire afin d'administrer une chimiothérapie par voie intrathécale, c'est-à-dire dans l'espace où circule le liquide céphalo-rachidien, autour du cerveau et de la moelle épinière.

d'infection, et la prise de sang a également exclu toute inflammation.

Elle reste sur l'hypothèse de la méningite carcinomateuse. C'est la plus probable. D'ailleurs, le comportement de sa patiente se dégrade encore. Elle est de plus en plus agitée et agressive avec le personnel soignant. Heureusement, la pompe à morphine fait effet et elle dort beaucoup.

Mansouria Merad demande maintenant une IRM cérébrale. Cette imagerie, plus précise que le scanner, peut révéler une inflammation des méninges et sa localisation exacte. Elle permettra dans le même temps de déterminer si la ponction lombaire, nécessaire pour soigner la méningite carcinomateuse, est possible. Car si les métastases sont mal placées dans le cerveau, et s'il y a de l'hypertension crânienne, la ponction lombaire peut aggraver la situation. Le risque ? Qu'une partie de l'encéphale soit poussée vers le bas et entraîne une compression grave du système nerveux. Cela s'appelle un « engagement cérébral », et c'est très grave.

Mais encore une fois, à sa grande surprise, l'examen ne montre pas de signe de méningite. Elle sait que les imageries sont parfois infracliniques, quand elles sont effectuées à un moment où les lésions ne sont pas encore visibles. Mais elle s'attendait au moins à voir un début d'anomalie, un tout petit signe qui aurait pu confirmer son hypothèse.

Pour elle, il n'y a maintenant plus le choix : il faut pratiquer une **ponction lombaire**. L'IRM montre qu'il n'y a pas de contre-indication à ce geste. Et c'est le seul examen restant pouvant à la fois apporter le diagnostic et permettre le traitement. Mansouria Merad est toujours persuadée que sa patiente est atteinte d'une méningite carcinomateuse, il faut agir vite.

Dans quels cas fait-on une ponction lombaire ?

La ponction lombaire permet à la fois d'administrer des traitements par voie intrathécale et de diagnostiquer certaines pathologies infectieuses, cérébrales et neurologiques par le prélèvement de liquide céphalo-rachidien. Réalisée sous anesthésie locale la plupart du temps, elle consiste en l'introduction d'une fine aiguille entre les vertèbres lombaires en bas du dos.

Pour cette patiente, l'analyse du liquide céphalo-rachidien doit permettre de confirmer s'il y a une inflammation des méninges et si des cellules cancéreuses sont présentes dans son cerveau.

Reste un doute qui préoccupe la docteure : et si cette ponction lombaire s'apparentait à de l'acharnement thérapeutique ? Parfois, les chances de guérison sont malheureusement trop minces et cela ne vaut pas la peine d'infliger des traitements invasifs comme celui-ci. Sauf s'il y a un réel intérêt curatif. Là, la médecin pressent que cette femme a des chances de s'en sortir. Elle se concerte avec ses confrères de l'institut, qui sont du même avis.

C'est Mansouria Merad qui effectue la ponction lombaire. Tout se déroule parfaitement bien. Elle prélève du liquide céphalo-rachidien et demande ce que l'on appelle un « examen direct » au laboratoire d'analyse : il s'agit de donner un premier résultat très rapidement, pour confirmer ou infirmer le diagnostic de méningite, en attendant d'obtenir dans un second temps sa classification précise.

Quinze minutes plus tard, un premier résultat tombe, auquel la docteure ne s'attendait pas : la patiente a bien une méningite, mais d'origine infectieuse. Il ne s'agit donc pas d'une méningite carcinomateuse liée à son cancer. À ce moment-là, les résultats du laboratoire sont encore partiels et la docteure ne sait pas précisément de quel type de méningite il s'agit. Bactérienne ? Virale ? En réfléchissant aux symptômes qu'elle a observés chez sa patiente, elle retient plutôt cette dernière hypothèse et décide de lui administrer sans attendre un traitement pour une **méningo-encéphalite herpétique**.

C'est l'un des rares virus qui, s'il est pris assez tôt, peut être vaincu. Mansouria Merad a décidé de tenter le coup. En fin de journée, elle reçoit enfin le résultat d'analyse PCR. Il est positif au virus herpétique. Elle a donc administré le bon traitement, son pari est gagné et la patiente devrait être sauvée.

Pour la médecin, c'est un immense soulagement. Cette femme serait morte très vite si le diagnostic n'avait pas été posé aussi rapidement. Près de vingt ans après, elle se souvient avec beaucoup d'émotion du moment où elle a annoncé la nouvelle aux proches de la malade. Non, il ne s'agit pas d'une aggravation subite de son cancer, pas d'une dépression non plus, c'est un virus, qui se combat facilement. Sa fille de 15 ans a alors eu ces mots : « Ça veut dire que ma

Qu'est-ce que la méningo-encéphalite herpétique ?

Il s'agit d'une méningite due au virus de l'herpès.
Elle est rare et atteint principalement les enfants de moins de 3 ans, les personnes de plus de 50 ans et celles ayant une immunité faible. Cette maladie pourrait être causée par une prédisposition génétique. Le pronostic est grave, 20 % de mortalité environ, mais beaucoup plus pour les patients immuno-déprimés. Il y a également un risque élevé de séquelles. C'est pourquoi un traitement précoce doit être commencé dès que le médecin a une suspicion de ce diagnostic après avoir fait les prélèvements nécessaires.

maman va redevenir comme avant ? » Et c'est exactement ce qu'il s'est passé. En quelques jours, la patiente s'est remise. Elle n'avait plus de douleurs, n'était plus agressive, collaborait de nouveau avec les médecins et se montrait affectueuse avec ses proches.

Quelques semaines plus tard, elle a pu commencer comme prévu son troisième traitement contre son cancer du sein. Et celui-ci a bien fonctionné. Ses lésions au foie ont régressé et celles au niveau des os se sont stabilisées. Devant ces améliorations encourageantes, ses oncologues lui ont ensuite proposé de bénéficier d'un essai thérapeutique qui a également été très efficace et l'a conduite vers la rémission de son cancer.

« Dans l'histoire de cette patiente, certaines leçons sont à tirer pour nous, médecins. Déjà, l'humilité. Car on a beau faire des études longues et avoir beaucoup de connaissances médicales, l'importance de l'interrogatoire du patient et de l'écoute des proches ne doit jamais être sous-estimée. Dans cette histoire, c'est bien l'entourage qui nous a alertés dès le début sur le changement de comportement de cette patiente. Et puis, il faut toujours garder une grande ouverture d'esprit pour comprendre les anomalies non explicables par une atteinte organique visible. Cela doit rester le moteur de notre métier de clinicien.

La plupart du temps, les patients qui consultent dans mon service ont une maladie cancéreuse avancée, avec parfois une espérance de vie limitée, mais prolonger leur vie, ne serait-ce que de quelques mois grâce à la réversibilité d'une complication, n'est pas négligeable. Dans ce cas précis, la survie a permis à cette patiente de guérir de nouveau de sa récidive cancéreuse, donc l'enjeu était majeur.

Enfin, concernant mon métier aux urgences de Gustave-Roussy, cette histoire m'a encore confirmé qu'il fallait savoir faire abstraction du cancer qui touche mes patients. Je dois savoir composer avec, mais toujours persévérer, dans la mesure du raisonnable, pour trouver une autre cause à leurs symptômes. »

—— *Mansouria Merad*

LE SECRET

Quand les médecins généralistes s'apprêtent à recevoir un patient, ils savent qu'il existe toujours une petite part d'inconnue sur ce qui va suivre. Va-t-il s'agir d'un rendez-vous banal pour un virus de saison et un renouvellement d'ordonnance, ou bien une problématique plus complexe ? Médecin généraliste remplaçant, le docteur Walid Mekeddem m'a raconté l'histoire d'une consultation pas comme les autres, avec une patiente aux symptômes flous et un lourd secret à deviner.

Au moment de cette histoire, Walid Mekeddem exerce depuis environ un an en tant que médecin généraliste. Il n'a pas encore de cabinet et effectue des remplacements dans sa région d'origine, le Nord-Pas-de-Calais. Un matin, il reçoit une femme accompagnée de sa fille âgée d'une vingtaine d'années. Il les installe dans son bureau et les laisse exposer le motif de leur visite. C'est la mère qui prend la parole. Elle est inquiète. Elle raconte que, depuis quelques jours, sa fille se plaint de sentir ses membres engourdis, a du mal à rester en position debout et souffre de troubles de l'équilibre. Elle a d'abord pensé à un coup de fatigue, mais les symptômes perdurant, elle a décidé de l'amener consulter.

Le médecin se tourne vers la jeune fille, toujours mutique depuis le début de l'entretien. Il se demande pourquoi sa mère parle à sa place. Est-elle timide ? Ou trop angoissée par ses symptômes pour les évoquer elle-même ? Walid Mekeddem est intrigué. Quand il a vu entrer cette patiente et sa mère, il est certain d'avoir vu la jeune fille marcher tout à fait normalement, d'un pas plutôt alerte et sans s'appuyer au mur. Il s'adresse à elle et lui demande d'expliquer ce qu'elle ressent. Elle répète ce que vient de dire sa mère, sans plus, et le médecin sent qu'elle est gênée et n'a pas très envie de s'étendre sur ses symptômes.

Le docteur lui demande alors de se lever pour tester son équilibre. Il lui fait effectuer diverses postures, les yeux ouverts, puis les yeux fermés, et en effet, au bout de quelques secondes, elle tangue. D'un côté, puis de l'autre. Le médecin palpe ensuite le bas de ses jambes et lui demande si elle sent quelque chose, elle répond par la négative. Des orteils jusqu'au milieu du mollet environ, la jeune femme semble avoir un trouble de la sensibilité. C'est en tout cas ce qu'elle exprime.

Walid Mekeddem se rassied à son bureau. Ces symptômes peuvent faire penser à une neuropathie, une affection des nerfs pouvant être causée par de multiples facteurs : une maladie infectieuse, inflammatoire, ou encore un cancer. Étant donné son jeune âge et le fait qu'elle n'ait aucun antécédent, il pense en particulier à deux pathologies neurologiques qui peuvent entraîner des troubles de l'équilibre et de la sensibilité : la **sclérose en plaques** et le **syndrome de Guillain-Barré**.

Le médecin ne veut pas les effrayer inutilement. Sans mentionner ces maladies, il explique aux deux femmes qu'il est nécessaire de réaliser des examens complémentaires et de consulter un neurologue. Il rédige des courriers et des ordonnances pour une IRM cérébrale et une IRM médullaire, qui permettront de déceler d'éventuelles lésions au cerveau, à la moelle épinière et à la colonne vertébrale. Il leur demande de prendre les rendez-vous rapidement, si possible dans la semaine, et de le tenir au courant.

La sclérose en plaques et le syndrome de Guillain-Barré

La sclérose en plaques est une maladie inflammatoire du système nerveux. Elle touche en général des jeunes adultes (dont 60 % de femmes) et évolue par poussées. Les lésions peuvent entraîner des symptômes moteurs comme la paralysie transitoire d'un membre, des symptômes sensitifs, ou encore des troubles de la vision.

Le syndrome de Guillain-Barré est une maladie auto-immune qui se manifeste par un affaiblissement des membres et des fourmillements. Il a la particularité de s'installer rapidement, en quelques semaines, et peut évoluer jusqu'à atteindre l'appareil respiratoire ou la capacité à déglutir. Il touche aussi majoritairement des jeunes adultes et les plus de 55 ans.

Lorsqu'elles quittent son cabinet, Walid Mekeddem repense à cette consultation. Il est perplexe. Le contact avec la patiente était difficile. Elle ne semblait pas du tout vouloir coopérer avec lui. Elle n'avait quasiment pas pris la parole, comme si cela ne la concernait pas. Et si elle avait simulé sa perte d'équilibre et ses troubles de la sensibilité ? Et si le motif réel de sa venue était autre ? En une seule année de pratique en cabinet, le docteur a déjà constaté plusieurs fois que certains patients venaient consulter avec des prétextes. Il pense à certains hommes, atteints de troubles de l'érection notamment, qui ont du mal à aborder le sujet. Ils prétendent être là pour un mal de dos ou un coup de fatigue et, à la toute fin du rendez-vous, ils déballent tout, le plus souvent en regardant ailleurs. Il pense aussi à cette femme, venue le consulter pour un mal de ventre, qui a fini par se confier sur son quotidien de femme battue.

Pour cette patiente, il n'a aucune certitude. En attendant, il se dit que, sur le plan médical, il a agi comme il le fallait. Si ses symptômes sont réels, les examens prescrits permettront d'en savoir plus. Son seul doute concerne le fait de ne pas l'avoir envoyée aussitôt à l'hôpital. Mais Walid Mekeddem y a déjà travaillé, il connaît l'engorgement des urgences et évite d'y adresser des patients si leur pronostic n'est pas grave. De ce qu'il a pu constater, elle peut tout à fait attendre quelques jours.

Le surlendemain, il revoit la mère de la patiente, cette fois pour une consultation de routine. Après s'être occupé d'elle, le docteur lui demande comment se porte sa fille. La femme répond que les rendez-vous pour les examens prescrits ont été pris pour la semaine suivante, mais qu'elle ne va pas mieux, bien au contraire. Elle se plaint toujours de fourmillements et de cette perte de sensibilité dans la jambe, et souffre de plus en plus de troubles de l'équilibre. La veille, elle a même dû rester couchée toute la journée. À ces mots, Walid Mekeddem est soudain très inquiet. Il craint le syndrome de Guillain-Barré. Cette pathologie a la caractéristique d'évoluer rapidement et peut engager le pronostic vital du malade si l'appareil respiratoire est atteint. Il ne faut plus tergiverser. Il dit à la mère que cette aggravation des symptômes doit être prise très au sérieux. Il faut qu'elle emmène sa fille aux urgences le plus vite possible.

Le docteur espère qu'il n'est pas trop tard. S'il s'agit bien du syndrome de Guillain-Barré, le rythme cardiaque et la capacité respiratoire doivent être étroitement surveillés. Il faudra aussi probablement commencer un traitement par immunothérapie. Heureusement que la mère de la patiente est venue au cabinet ce jour-là.

Pendant quelques jours, Walid Mekeddem reste sans nouvelles. Il se décide finalement à appeler au domicile de la jeune fille. La mère décroche et lui dit d'emblée que c'est grave, qu'il a bien fait d'envoyer sa fille à l'hôpital. Après une batterie d'examens qu'elle ne sait pas vraiment lui décrire, elle a été hospitalisée en neurologie. Les médecins ont découvert qu'elle consommait probablement à très haute dose une drogue prisée des jeunes : le protoxyde d'azote, aussi appelé « **gaz hilarant** ».

Qu'est-ce que le « gaz hilarant » ?

Le protoxyde d'azote est un gaz incolore utilisé dans la sphère médicale, pour atténuer les douleurs, ou dans le domaine culinaire, afin de faire fonctionner les siphons à chantilly par exemple. Détourné de ces usages, il est transféré dans des ballons de baudruche avant d'être aspiré pur. Il provoque ainsi de brèves réactions euphorisantes : rires incontrôlés, distorsions auditives ou visuelles… Son pouvoir addictif est très puissant et les risques de cette consommation peuvent être immédiats (asphyxie, brûlures internes par le froid du gaz, vertiges et risques de chute…) ou à long terme (symptômes neurologiques).

Le jeune médecin est abasourdi. À aucun moment, il n'avait imaginé poser la question d'une éventuelle consommation de drogue à cette patiente. Et encore moins de protoxyde d'azote. Il ne connaît pas bien ce phénomène, en forte progression depuis quelques années seulement. Au téléphone, la mère de la patiente ne sait plus trop quoi dire, le docteur la sent choquée et angoissée pour son enfant. Walid Mekeddem la rassure comme il peut et contacte l'hôpital pour en savoir plus.

Le neurologue qui s'occupe de la jeune fille lui raconte que les radios réalisées aux urgences ont mis en évidence des lésions à la moelle épinière. Les médecins de l'hôpital ont tout de suite compris. Depuis un an, ils ont pris en charge 6 jeunes patients avec le même type d'imagerie. À chaque fois, c'était à cause d'une consommation massive et régulière de gaz hilarant. Le protoxyde d'azote empêche en effet l'organisme d'absorber la vitamine B12, indispensable au bon fonctionnement du système nerveux. Cela peut entraîner une myélopathie, aussi appelée « maladie de la moelle épinière », caractérisée par une diminution de la force musculaire et des troubles de la sensibilité. Devant l'évidence, la jeune patiente n'a pas eu d'autre choix que de reconnaître sa consommation.

Le docteur comprend maintenant sa difficulté à se confier dans son cabinet. Ce n'est jamais facile de reconnaître une addiction. Malheureusement, l'arrêt de la consommation ne règle pas tout et des séquelles sont possibles. Quand il demande au neurologue si la jeune fille va pouvoir récupérer complètement de ses troubles, il n'obtient pas de réponse. Rien n'est certain.

Walid Mekeddem a souhaité me raconter cette histoire car elle illustre bien les difficultés de son métier face à des patients pas toujours coopératifs. Mais aussi et surtout pour sensibiliser aux dangers de cette drogue, dont les effets sont souvent méconnus par ceux qui la consomment. Les autorités sanitaires ont déjà lancé plusieurs alertes, car le phénomène progresse fortement depuis cinq ans et concerne un public de plus en plus jeune, dès 13 ans. En juin 2021, une loi a été votée pour interdire la vente du protoxyde d'azote aux mineurs.

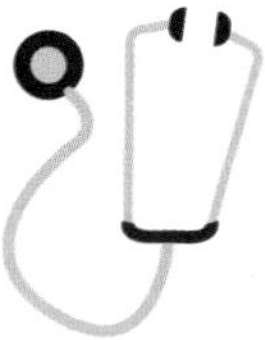

« Je le sentais bien qu'il y avait quelque chose d'anormal dans cette consultation. Je ne savais pas quoi, et puis, je me disais en même temps : "Arrête de te faire des films, c'est peut-être sa personnalité d'être comme ça." Mais non, il faut toujours se faire confiance, il y avait bien quelque chose derrière ses symptômes : cette consommation de drogue massive et chronique depuis des mois ! Je ne peux pas dire que je ne referai jamais l'erreur, car c'est vrai qu'on peut toujours être influencé par le contexte, la personne qu'on a en face de soi... Mais cette histoire m'a clairement appris à être plus vigilant. En ce moment, par exemple, j'exerce à Paris et je suis confronté à une consommation de cocaïne de plus en plus importante chez les jeunes. Et je vous assure que les personnes qui ont une consommation destructive, ça ne se voit pas forcément au premier abord. Donc, j'ai cela en tête, même si un patient est en costard et me parle de toute autre chose. Et je le répète, c'est assez fréquent que le malade vienne pour un motif banal, mais qu'il souhaite en réalité aborder un autre sujet. Il attend que vous meniez un peu l'enquête... Et ça, j'y suis très attentif, d'autant plus depuis cette patiente. »

—— *Walid Mekeddem*

ENQUÊTE CORSÉE

On l'oublie souvent, mais l'une des plus grandes qualités des chercheurs en médecine, c'est de savoir écouter les patients. Certes, ils ont des connaissances et des outils de plus en plus élaborés pour trouver des traitements, mais parfois, rien ne peut remplacer la parole du malade, et son aide peut se révéler capitale pour faire avancer la science. L'histoire que m'a racontée le professeur Emmanuel Flamand-Roze en témoigne.

Neurologue depuis 2008 à l'hôpital de la Pitié-Salpêtrière, à Paris, Emmanuel Flamand-Roze s'est spécialisé dans la prise en charge d'une forme particulière de dyskinésie, une anomalie de l'activité musculaire. Pour ses patients, cela se traduit par des mouvements anormaux depuis l'enfance. Ils ont des tremblements, des secousses, ou font de grands gestes de façon totalement involontaire. Cela peut toucher les bras, les jambes, mais aussi le tronc et le visage. Leur quotidien est souvent compliqué, car leurs troubles sont permanents ou surviennent par crise, de jour comme de nuit. Sans parler du regard des autres, difficile à supporter. Face à eux, le professeur se montre combatif, mais il est en réalité assez démuni. Cette forme de dyskinésie est très rare et mal connue. Pour tenter d'apaiser leurs symptômes, le neurologue prescrit des médicaments de la famille des anti-épileptiques qui ont parfois quelques effets. Mais ces traitements restent décevants pour la plupart de ses patients.

En parallèle de son travail à l'hôpital, Emmanuel Flamand-Roze se rend régulièrement à des congrès scientifiques, où il peut dialoguer avec d'autres neurologues. En marge de l'une de ces rencontres, il déjeune un jour avec une chercheuse américaine, Jennifer Friedman. Elle lui apprend qu'elle est en train de lancer une vaste étude sur une **forme particulière de dyskinésie** dont on vient d'identifier la cause : la mutation d'un gène, nommé « ADCY5 ».

Quels sont les symptômes de cette forme de dyskinésie ?

En général, les personnes atteintes de dyskinésie manifestent un seul type de mouvements anormaux qu'elles répètent toute la journée. Les frémissements autour de la bouche sont rares et les crises nocturnes également. Les personnes atteintes de dyskinésie liée à la mutation du gène ADCY5 ont donc des symptômes plutôt caractéristiques, les rendant facilement identifiables parmi les autres malades.

Pour ses travaux, sa consœur est à la recherche d'autres patients touchés. Le professeur en compte-t-il parmi ses malades ? Elle lui montre des vidéos de personnes atteintes par cette mutation génétique. Dans la salle du restaurant, il examine les images minutieusement, à la recherche de symptômes comparables à ceux de ses patients. Il en relève plusieurs : des secousses, des tremblements, de grands gestes involontaires, mais également des frémissements des muscles du visage, en particulier autour de la bouche. La chercheuse américaine lui apprend aussi que ses malades ont ces troubles en permanence et font aussi des crises la nuit. Avec tous ces indices, Emmanuel Flamand-Roze en est convaincu : plusieurs de ses patients pourraient bien participer à cette étude.

De retour à Paris, il propose à 9 d'entre eux de réaliser un test génétique. Les résultats sont probants, car 8 sont bien porteurs de la mutation du gène ADCY5. L'espoir est important : l'objectif est de trouver un traitement pour ces malades aux mouvements invalidants. Mais identifier la mutation génétique n'est qu'un premier pas, le professeur le sait bien. Il faut continuer à examiner les patients de près.

Les chercheurs sont au travail. Ils se tiennent au courant de leurs avancées, comme de leurs interrogations. D'ailleurs, quelques mois plus tard, en 2014, Jennifer Friedman adresse pour avis une jeune patiente américaine au professeur. Elle a 16 ans. Très handicapée par ses mouvements anormaux, elle est maintenue dans un fauteuil médicalisé pour l'empêcher de tomber et de se blesser. Son visage est également agité de tics qui l'empêchent de s'exprimer correctement.

Sa dyskinésie, liée à la mutation du gène ADCY5, est sévère et le professeur est très touché par sa situation. Il se lie de sympathie avec ses parents, qui ont créé une association de patients. L'année suivante, il répond à leur invitation et se rend aux États-Unis pour assister à l'une des réunions qu'ils organisent. C'est un bon moyen pour lui d'enrichir ses connaissances, en écoutant le témoignage d'autres patients que les siens. Et c'est aussi l'occasion de faire des rencontres imprévues. Un homme, qui ne s'est pas exprimé en public, vient voir le professeur. Atteint de la maladie depuis la petite enfance, il veut lui faire part de son expérience. Il raconte que, lorsqu'il était bébé, on le disait très agité. À l'âge de 2 ans, il ne pouvait pas tenir sur une chaise, il faisait des crises de mouvements involontaires que rien ne pouvait calmer. Finalement, on a fini par lui diagnostiquer une dyskinésie. Un jour, ses parents l'ont confié à l'une de ses tantes. Cette dernière, originaire d'un pays latino-américain, avait l'habitude de boire beaucoup de café et d'en donner aux enfants. Alors qu'il était très agité, elle a constaté qu'après lui avoir servi un peu de café à la fin du repas, ses mouvements anormaux se faisaient plus rares, jusqu'à cesser complètement. Lorsque la tante a raconté cet épisode à ses parents, ils ont décidé de retenter l'expérience, et l'effet a encore une fois été spectaculaire. Aujourd'hui, à 40 ans passés, il boit jusqu'à une dizaine de cafés par jour et les supporte très bien. Il explique au professeur que, s'il n'en consommait pas, il aurait tellement de gestes involontaires et de tremblements aux jambes qu'il serait probablement en fauteuil roulant.

Emmanuel Flamand-Roze n'est pas très convaincu par ce récit inattendu. Il a l'habitude d'écouter ses patients, connaît l'importance de leur témoignage pour faire avancer la recherche, mais cette histoire lui paraît vraiment farfelue. Il a du mal à croire cet homme et range cet épisode dans un coin de sa tête.

Malgré la mobilisation des chercheurs dans plusieurs pays maintenant, la maladie garde encore ses mystères. Lorsque le professeur rend visite aux associations de patients, il est un peu découragé. Ce n'est pas facile de monter à la tribune pour dire à des malades en souffrance que rien ou pas grand-chose n'a été découvert. Ce sont des instants compliqués à vivre en tant que chercheur, mais il faut accepter que la science avance parfois à une allure de fourmi. Il continue de prendre en charge ses patients du mieux qu'il peut, partage toutes ses informations avec sa collègue américaine et les autres neurologues qui participent à l'étude. Mais cette forme particulière de dyskinésie est tellement rare qu'il est difficile de trouver des mécènes, et donc de l'argent qui pourrait donner un coup d'accélérateur aux recherches.

C'est dans ce contexte qu'en 2016 le professeur reçoit un nouveau patient atteint de cette forme de dyskinésie. Il a la soixantaine passée et vit avec une forme modérée de la maladie. Ses symptômes sont des mouvements anormaux du cou, un visage qui grimace un peu, surtout autour de la bouche, et des tremblements des mains. Le professeur l'examine, lui pose des questions sur son existence avec la maladie, et à un moment, le patient précise qu'il boit deux tasses de café chaque soir avant d'aller se coucher. Encore cette histoire de café ! Il lui demande d'en dire un peu plus et il apprend que ce dernier a cette routine depuis près de cinquante ans. Et il est sûr de lui : s'il ne prend pas cette dose de caféine, sa nuit est systématiquement un enfer. Il ajoute que sa fille, également atteinte de la maladie, a adopté la même habitude. Elle aussi en a fait l'expérience : ses cafés lui permettent de dormir sereinement, en atténuant considérablement ses gestes anormaux.

Emmanuel Flamand-Roze décide cette fois de s'intéresser sérieusement à cette piste du café. Avec sa consœur, la neurologue Aurélie Méneret, il se plonge dans la littérature médicale. Et tous les deux observent qu'il peut en effet y avoir un lien entre cette forme de dyskinésie et le café. Après avoir été ingérée, la caféine va dans une zone du cerveau impliquée dans le contrôle des gestes moteurs : le striatum. Il semble même qu'elle se fixe sur une protéine qui peut avoir des effets sur le fonctionnement du gène ADCY5. Est-ce possible qu'elle puisse bloquer la survenue de gestes involontaires ? Ils n'en découvrent pas plus, mais avec les témoignages des deux patients, ils sont convaincus qu'il faut faire des tests. Il n'y a rien à perdre, d'autant que ce traitement est inoffensif et peu coûteux.

Le professeur et la docteure décident alors de proposer un traitement à base de café à leurs patients atteints de la mutation génétique. Ils adaptent les doses prescrites aux effets constatés, et cela a l'air de marcher. Tous voient leur état s'améliorer. Les deux médecins sont à la fois sidérés et ravis. Il faut absolument qu'ils communiquent sur cette découverte et que tous les patients atteints de la maladie essaient aussi ce remède !

Emmanuel Flamand-Roze et Aurélie Méneret arpentent alors les congrès pour raconter, expliquer, détailler les vertus du café. Mais ils font face à un mur. Personne ne les écoute. Une équipe australienne vient justement de publier un article scientifique décrivant une aggravation des symptômes chez trois patients atteints de dyskinésie sous l'effet du café. Le message des chercheurs français devient inaudible. Et puis, la communauté scientifique a du mal, comme eux au début, à imaginer qu'un produit aussi banal puisse soigner une maladie si complexe et si mystérieuse.

Mais les deux neurologues ne baissent pas les bras. Pendant deux ans, entre 2017 et 2019, ils continuent à prescrire du café à leurs patients et à documenter les améliorations qu'ils constatent. Ils sont de plus en plus sûrs d'eux. Oui, la caféine semble bien calmer les gestes involontaires de leurs malades atteints de dyskinésie liée à la mutation du gène ADCY5. Il leur reste à persuader leurs confrères, et la rencontre avec un jeune garçon de 11 ans va leur donner un coup de pouce déterminant.

Cet enfant a des mouvements anormaux depuis sa petite enfance et son quotidien est très compliqué. Depuis ses 3 ans, il a une trentaine de crises par jour, qui touchent ses membres et son visage, et chacune peut durer jusqu'à une dizaine de minutes. Sa maladie l'isole et l'empêche de vivre comme les garçons de son âge. Après avoir vérifié qu'il était bien porteur de la mutation du gène ADCY5, le professeur explique le diagnostic à l'enfant et à ses parents, et comment il a constaté une amélioration notable des symptômes avec un traitement à base de café. Surpris, les parents acceptent. Qu'ils croient ou non aux vertus de la caféine, ils n'ont pas d'autre option pour soulager leur fils.

Pour démarrer, la posologie est d'une tasse par jour, et rapidement, les premiers effets sur l'enfant se font sentir. Les parents signalent que les matinées sont moins chaotiques, mais que les crises recommencent en début d'après-midi. Le professeur prescrit alors une deuxième tasse de café, au moment du déjeuner. Et l'amélioration se poursuit. À l'école, le personnel encadrant commence à remarquer qu'il y a une vraie différence, que l'enfant a moins de troubles. Reste le problème des crises la nuit qui perturbent son sommeil. Le professeur prescrit alors une troisième tasse de café avant le coucher. Les crises nocturnes s'arrêtent. Le problème est quasiment réglé.

À chaque consultation, Emmanuel Flamand-Roze et Aurélie Méneret constatent les progrès de leurs propres yeux. L'enfant n'a presque plus de mouvements involontaires et leur raconte un quotidien devenu presque normal. Grâce à ces trois cafés, il n'a plus qu'une ou deux brèves crises par jour, c'est tout. Il peut écrire et étudier en classe comme les autres, aller à pied à l'école et faire du vélo. Les deux médecins sont très heureux de ces résultats, mais pas vraiment surpris. Le café a déjà fait ses preuves sur plusieurs de leurs autres patients. Pourtant, un événement va les faire douter...

Deux mois plus tard, la maman du jeune garçon envoie un message inquiétant au professeur. Elle explique qu'il revit un quotidien éprouvant, les crises ont recommencé, multiples et invalidantes. C'est le désarroi pour lui, ses parents et évidemment pour Emmanuel Flamand-Roze. Pourquoi la caféine a-t-elle cessé d'agir ? Pourtant, elle a continué à faire effet sur tous les autres patients. Il se souvient de l'Américain de San Diego, mais aussi de ce père et de sa fille pour lesquels l'effet dure depuis plusieurs décennies. Le professeur en parle à sa collègue, déconcertée elle aussi.

Ce qu'ils n'arrivent pas à comprendre c'est que, contrairement à d'autres maladies neurologiques comme Parkinson ou Alzheimer, la dyskinésie n'entraîne pas la mort des neurones. Simplement un mauvais fonctionnement. Donc, à partir du moment où l'on trouve un remède qui les fait marcher de nouveau correctement, pourquoi son effet cesserait ? Le raisonnement est implacable. Mais face à la théorie, il y a ce fait incontestable : les symptômes de l'enfant sont revenus exactement comme avant, malgré le traitement. Les deux médecins se concertent, passent de mauvaises nuits. Et s'ils s'étaient trompés depuis le début ? Et si ce n'était pas la caféine, mais autre chose qui avait permis une amélioration chez leurs patients ?

Quatre jours plus tard, la raison reprend ses droits dans le service du professeur. La mère de l'enfant appelle. Elle est un peu confuse. Elle s'est rendu compte qu'au lieu de préparer les cafés de son fils avec les capsules habituelles, elle avait utilisé, par erreur, des capsules de décaféiné ! Emmanuel Flamand-Roze passe par toutes les couleurs. Il comprend la puissance de la démonstration. Sans le faire exprès, cette femme a effectué un **essai thérapeutique en double aveugle**. En termes scientifiques, c'est une preuve incroyable !

Le professeur réalise qu'il a enfin une chance de prouver le sérieux du traitement par le café et de convaincre la communauté scientifique. Emmanuel Flamand-Roze et Aurélie Méneret publient un article le 17 septembre 2019 dans *Annals of Internal Medicine*, une revue lue par les neurologues du monde entier. Ils doublent leur article d'un communiqué de presse envoyé à l'AFP. Le journaliste titre sa dépêche : « Deux expressos contre une maladie orpheline, c'est fort de café ! » L'information est reprise dans le monde entier. Des patients et leurs familles découvrent la nouvelle

Qu'est-ce que l'essai thérapeutique en double aveugle ?

Dans un essai en double aveugle, ni le médecin, ni le personnel soignant, ni le patient ne savent si le traitement est bien administré ou s'il s'agit d'un placebo. Cette technique est utilisée pour éviter que la personne malade, le médecin et le personnel soignant ne soient influencés par une opinion qu'ils pourraient avoir *a priori* sur tel ou tel traitement.

dans le journal et beaucoup testent par eux-mêmes ce traitement accessible à tous et disponible partout. Le professeur et sa collègue gardent un souvenir ému de cette période. À l'hôpital, ils reçoivent de nombreux témoignages de malades heureux dont la vie change peu à peu, grâce au café.

L'article publié dans la revue scientifique fait aussi son chemin. Et convainc enfin. Le service de neurologie de la Pitié-Salpêtrière, l'Institut du cerveau et l'Inserm lancent une étude à l'échelle mondiale pour confirmer l'effet du café sur cette forme de dyskinésie. 30 patients y participent. L'équipe du professeur récupère les données et publie les résultats en avril 2022 : 87 % des personnes traitées avec le café, soit 26 patients, présentent une amélioration claire de leurs symptômes moteurs. Non seulement ils ont beaucoup moins de crises, mais celles qu'ils ont encore durent aussi bien moins longtemps. Bref, cette étude rétrospective confirme sans équivoque le potentiel de la caféine comme traitement de première ligne dans cette forme de dyskinésie.

Aujourd'hui, Emmanuel Flamand-Roze veut aller encore plus loin. Les 26 patients ont beaucoup moins de symptômes, mais pourquoi ne pas essayer de les faire disparaître totalement ? Et les 4 sur les 30 qui n'ont vu aucune amélioration de leur état ? C'est eux que le professeur veut à présent guérir. Il poursuit actuellement ses recherches avec les imageries cérébrales des personnes atteintes de cette dyskinésie et en reproduisant la maladie sur un modèle de souris.

Avec l'objectif de définitivement soigner cette pathologie si mal connue il y a encore quelques années. Et de découvrir peut-être des pistes de traitement pour d'autres maladies touchant la motricité.

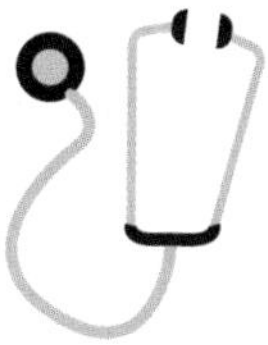

« C'est excitant et aussi très émouvant parce qu'il y a beaucoup de patients qui ont vu leur quotidien vraiment amélioré par le café. On reçoit des messages du monde entier comme : "Mon petit garçon de 5 ans a commencé le café depuis deux semaines et, maintenant, il marche !" Ou "Regardez cette photo, c'est ma fille qui fait de la balançoire. Elle a 12 ans, c'est la première fois qu'elle peut en faire et c'est depuis qu'elle prend du café." Ou encore, je me souviens d'un message qui m'avait bouleversé, peu après Noël, d'une maman qui me disait : "Ma fille est adolescente, c'est la première fois qu'elle peut ouvrir ses cadeaux toute seule. Merci pour le café..." Quand on a reçu ces messages, j'avais l'impression qu'il était en train de nous arriver la plus belle chose possible pour un médecin : trouver un traitement qui change complètement la vie des malades, qui ne coûte rien, qui est disponible immédiatement, partout dans le monde, et qui ne présente aucun danger. Je ne crois pas qu'il pourra m'arriver un autre événement aussi merveilleux comme médecin. »

—— *Emmanuel Flamand-Roze*

PRÉCAUTIONS UTILES

Judith Loeb-Mansour a déjà une belle expérience derrière elle en tant que médecin généraliste. Elle en a retiré plusieurs principes qui guident sa pratique aujourd'hui : toujours envisager le pire, même en cas de symptômes bénins, et être particulièrement attentive aux patients qui consultent rarement. Cette histoire lui a encore prouvé combien ces précautions étaient utiles.

Installée depuis une vingtaine d'années en Normandie, Judith Loeb-Mansour a une routine chaque matin. Arrivée à son cabinet, elle prend connaissance des rendez-vous prévus dans la journée et laisse à son secrétariat médical le soin de gérer les appels. Les patients sont souvent nombreux à téléphoner. Il y a ceux qui demandent un simple conseil ou un renouvellement d'ordonnance, d'autres qui sollicitent un rendez-vous, « rapidement si possible ». À ceux-là, la secrétaire demande toujours de détailler un peu leur motif, et c'est la docteure qui décide si elle peut leur faire une place dans son agenda le jour même. Toutes les classes d'âge sont représentées dans sa patientèle. Cette diversité lui plaît beaucoup. C'est une médecin passionnée.

À la mi-journée, après ses consultations du matin, elle récupère sa ligne téléphonique. C'est à ce moment-là qu'elle reçoit un jour l'appel d'une de ses patientes âgée d'une cinquantaine d'années, qu'elle voit rarement en consultation. Cette femme lui explique qu'elle ne se sent pas bien. Elle a mal au ventre depuis la veille. Ce ne sont pas des douleurs qui l'immobilisent sur son lit puisque, aujourd'hui, elle a pu se rendre à son travail sans problème, mais vraiment, quelque chose ne va pas.

En l'écoutant, Judith Loeb-Mansour parcourt rapidement son dossier médical. Il est peu fourni. Lorsqu'elle avait commencé à la suivre quatre ans auparavant, elle lui avait fait effectuer un bilan complet qui s'était révélé bon. Malgré un surpoids important, ses dosages de glycémie et de cholestérol étaient impeccables, tout comme son hygiène de vie avec très peu d'alcool et aucune cigarette. La dernière fois qu'elle était venue consulter, c'était après une mauvaise chute, elle avait vraisemblablement une ou deux côtes cassées, et la médecin l'avait envoyée aux urgences. C'était l'année dernière. Et depuis, plus de nouvelles.

Pour la docteure, c'est clair, cette femme n'a pas l'habitude de venir pour des maux insignifiants. Elle écoute toujours ce type de patients avec une attention particulière quand ils se manifestent. Elle pense à son âge, ses kilos en trop, et lui propose un rendez-vous deux heures plus tard.

Excès de vigilance ? Et pourquoi pas ? Mieux vaut ça que l'inverse, se dit-elle. D'ailleurs, depuis quelques années, elle observe que ses patients consultent de plus en plus tard après l'apparition de leurs symptômes. Ils lui paraissent moins attentifs à leur santé. Elle se souvient de cet homme venu pour un simple renouvellement de son traitement. À la toute fin du rendez-vous, il lui avait lancé : « Au fait, je jouais aux cartes avec des amis il y a trois semaines, et là, c'était très bizarre, pendant 20 minutes, j'ai été comme paralysé du bras et de la main gauche. » La médecin est restée stupéfaite que ce patient n'ait pas pensé à venir la voir avant. Elle l'a adressé aussitôt à un neurologue qui lui a diagnostiqué un problème de circulation sanguine dans le cerveau. Il aurait pu mourir en quelques mois s'il ne lui avait pas parlé de cet incident.

Elle repense à cette histoire et prend donc cet appel très au sérieux. Elle reconnaît aussi que, plus elle avance dans sa carrière, plus elle a tendance à envisager tout de suite des pathologies graves, même si les symptômes sont bénins. Dans le cas de cette femme qui se plaint de douleurs au ventre, cela pourrait n'être qu'un banal problème de stress ou de digestion. Mais elle pense plutôt à une appendicite ou à une inflammation du côlon. C'est pour cette raison qu'elle a décidé de la recevoir rapidement. Si elle détecte quelque chose d'alarmant, elle se dit qu'elle pourra l'envoyer effectuer des examens sans attendre.

Deux heures plus tard, la patiente se présente à son cabinet. Quand elle la voit, Judith Loeb-Mansour pense tout de suite qu'elle a une mine rassurante. Mais la femme lui répète que, depuis la veille, elle a mal au ventre, des courbatures et des frissons. Elle n'a aucun autre symptôme, mais vraiment, elle se sent mal. Elle dit en plaisantant un peu : « Vous savez que j'aime bien manger… Eh bien, pour le déjeuner, avec mes collègues, nous étions pourtant dans un restaurant que j'apprécie beaucoup, je n'ai quasiment pas pu toucher à mon assiette ! » La médecin rit avec elle, mais reste concentrée.

À l'auscultation, elle ne trouve rien d'inquiétant. Le ventre de sa patiente est souple, sa tension est normale et elle n'a pas de fièvre. Les symptômes paraissent légers, le signe peut-être d'une simple gastro-entérite ou d'une intoxication alimentaire. Mais la docteure pressent autre chose et décide de suivre son intuition. Sa patiente, qui ne vient jamais la voir, dit clairement ne pas être comme d'habitude. C'est assez de signes d'alerte pour qu'elle lui demande d'aller effectuer une analyse de sang. Par précaution.

La patiente, au départ, rechigne un peu. Elle prétexte son travail, des réunions l'après-midi, le temps qu'elle a déjà dû prendre pour venir la voir. Mais la médecin insiste et lui dit qu'elle doit s'écouter : si elle a appelé ce matin en disant qu'elle voulait un rendez-vous, elle doit aller jusqu'au bout de sa démarche pour comprendre l'origine de ses symptômes. La patiente en convient et lui promet d'aller faire ses analyses avant de retourner au travail.

Plusieurs fois dans l'après-midi, Judith Loeb-Mansour repense à cette consultation. Elle devrait bientôt recevoir les résultats. En fin de journée, le téléphone sonne enfin. Mais ce n'est pas sa patiente. C'est le laboratoire. Et elle sait que c'est mauvais signe.

Le médecin biologiste au bout du fil lui explique que l'analyse de sang a mis en évidence plusieurs marqueurs inquiétants. Son taux de **CRP** (protéine C réactive), qui indique la présence éventuelle d'une inflammation, est monté à 200, alors que la normale est inférieure à 6 mg/L ! C'est un chiffre catastrophique qui peut être le signe d'une grave infection bactérienne.

Et ce n'est pas tout. Un autre dosage est préoccupant : celui de la lipase, une enzyme digestive sécrétée par le pancréas. Son résultat est plus de deux fois supérieur à la normale.

La CRP, un dosage utile pour détecter une inflammation

La protéine C réactive (CRP) est une protéine produite par le foie. Son taux augmente rapidement en cas d'inflammation ou d'infection bactérienne. Son dosage est un marqueur très utile et précoce, car un taux élevé précède généralement les symptômes comme la douleur et la fièvre.

La médecin n'est pas tellement surprise de cet appel. Cela confirme son intuition. Elle se dit que sa patiente savait au fond d'elle-même qu'elle avait des raisons d'être inquiète, d'où sa venue en consultation alors que ses maux de ventre n'étaient pas si intenses et invalidants. Elle examine les résultats envoyés par le laboratoire et le taux élevé de lipase lui fait alors soupçonner une **pancréatite**.

Mais elle doute encore. Cette pathologie entraîne généralement de la fièvre et des douleurs plus importantes que celles observées, parfois aussi des nausées et des vomissements. Elle ne parvient pas non plus à s'expliquer les frissons et les courbatures évoqués par sa patiente.

Autre élément étonnant : ce taux de CRP, qui semble signaler une importante infection bactérienne. Dans le cas d'une pancréatite, l'inflammation du pancréas peut en effet conduire à la libération d'enzymes digestives dans l'abdomen, ce qui peut créer des infections organiques graves. Mais quand on en est à ce stade, c'est plus qu'alarmant. Si son infection était la conséquence d'une pancréatite, jamais cette patiente n'aurait pu se rendre à son travail, déjeuner au restaurant avec ses collègues, puis venir à sa consultation en relativement bonne forme. La médecin est perplexe.

Elle est toutefois certaine d'une chose : elle doit envoyer sa patiente aux urgences. La pancréatite nécessite une prise en charge immédiate. Et s'il ne s'agit pas de ça, il faut trouver

Qu'est-ce que la pancréatite ?

La pancréatite est une inflammation du pancréas, la glande située derrière l'estomac, qui produit notamment des enzymes nécessaires à la digestion. La pancréatite peut être aiguë. Dans ce cas, elle est souvent due à des calculs biliaires ou à une surconsommation d'alcool. Elle peut aussi être chronique. Les symptômes sont en général des douleurs intenses au ventre, qui peuvent irradier jusqu'au dos.

ce qui est responsable de cette inflammation et de cette probable infection.

Judith Loeb-Mansour appelle l'hôpital, car elle s'inquiète et craint que l'état de sa patiente ne se dégrade soudainement. Elle prévient les urgences de la situation, demande qu'elle soit très surveillée lorsqu'elle arrivera et, si possible, qu'on lui évite une longue attente.

Elle appelle ensuite sa malade. Pour éviter que cette dernière avance encore un empêchement lié à son travail et repousse sa visite à l'hôpital, elle a préparé ses arguments. Elle les déroule avec douceur mais fermeté, lui explique les dangers de l'inflammation du pancréas et l'informe qu'une place lui est réservée aux urgences. Ne pas l'affoler inutilement, mais la mobiliser, pour sa santé. Au bout du fil, la patiente se montre réceptive. Elle comprend qu'elle a eu raison de s'écouter. Elle dit à la médecin qu'elle se rend à l'hôpital sur-le-champ et promet de la tenir au courant.

Le lendemain matin, Judith Loeb-Mansour appelle les urgences dès son arrivée au cabinet. Elle est préoccupée, elle n'a eu aucune nouvelle de sa patiente. L'infirmière au bout du fil cherche dans son fichier d'admission, mais ne parvient pas à trouver son nom. Après un moment de flottement, elle trouve enfin : « Oui, elle s'est bien présentée à l'hôpital hier soir, mais le scanner était en panne et elle a

Quels sont les dangers d'une pancréatite ?

La suspicion d'une pancréatite doit être prise très au sérieux, car elle peut entraîner des lésions irréversibles aux tissus digestifs entourant le pancréas, comme à d'autres organes, dont les poumons, les reins ou le cœur. La prise en charge nécessite un repos complet du système digestif, le malade est alors nourri par voie intraveineuse. Elle se résorbe naturellement en quelques jours, dans 80 % des cas.

préféré passer la nuit chez elle, alors l'équipe des soignants lui a demandé de revenir ce matin. »

La médecin appelle aussitôt sa patiente. Heureusement, elle décroche, n'a pas une mauvaise voix et lui dit qu'elle se met justement en route pour l'hôpital où elle doit passer son scanner. Judith Loeb-Mansour est pressée qu'elle soit enfin prise en charge.

Toute la matinée, la docteure assure ses consultations et, entre deux rendez-vous, se connecte sur le site de la radiologie de l'hôpital qui lui permet de voir en direct les imageries réalisées. En milieu de journée, elle voit enfin le nom de sa patiente. Puis sa radio. Et là, le bilan apparaît : « Inflammation du pancréas » et « corps étranger pouvant évoquer une arête bloquée au niveau du haut du duodénum. »

Judith Loeb-Mansour n'en revient pas. Elle regarde attentivement l'imagerie : il s'agit bien d'une arête, volumineuse, qui transperce le duodénum situé au début de l'intestin grêle et atteint le pancréas. N'étant évidemment pas stérile, elle a créé une infection, et la médecin comprend maintenant à la fois les symptômes de sa patiente et ses résultats sanguins.

Elle l'appelle immédiatement. Elle dédramatise avec humour, lui disant que, franchement, il n'y a qu'elle pour faire un truc pareil. Sa patiente est rassurée, mais aussi très étonnée. Elle ne se souvient même pas d'avoir avalé du poisson ces derniers jours. La médecin lui dit que, quoi qu'il en soit, la radio ne laisse guère place au doute. Elle va probablement subir une fibroscopie, une technique qui permet d'explorer visuellement l'œsophage, l'estomac et le duodénum. À l'aide de petits instruments, le gastro-entérologue pourra ainsi retirer l'arête. Quant au duodénum, il devrait ensuite cicatriser tout seul. Il lui suffit d'attendre à l'hôpital, on va s'occuper d'elle.

Quand elle raccroche, la docteure est soulagée. La cause des symptômes de sa patiente est réversible. Et, en tant que médecin, elle peut être satisfaite de sa prise en charge. Si elle ne l'avait pas envoyée directement faire cette analyse de sang, l'infection aurait pu progresser dans son abdomen. Là, elle est confiante, les antibiotiques devraient rapidement faire effet. Mais sa patiente lui réserve encore une surprise.

Le lendemain matin, elle l'appelle comme prévu après sa fibroscopie et lui annonce... que ça n'a servi à rien. Au moment de l'examen, l'arête n'était plus là, le gastro-entérologue en est tombé de sa chaise. La situation est cocasse. La veille, l'arête était bien visible sur la radio. Et au moment de l'intervention, plus d'arête, comme si elle faisait une partie de cache-cache avec les médecins.

En réalité, elle s'est probablement décrochée toute seule. Selon Judith Loeb-Mansour, les enzymes libérées par le pancréas ont dû agir comme un acide et la ramollir. Peu à peu, elle devait être de moins en moins solidement plantée dans le duodénum. Elle a fini par tomber et a probablement continué son chemin dans l'appareil digestif, dans l'intestin grêle, puis dans le côlon.

D'ailleurs, les examens biologiques confirment qu'elle ne semble plus jouer des tours. Quelques jours plus tard, quand la patiente revient consulter la docteure, les résultats de sa prise de sang sont quasiment revenus à la normale, tant pour la lipase que pour la CRP. Elle est de nouveau en pleine forme et lui révèle la clé de l'énigme : en fouillant dans sa mémoire, elle a fini par se rappeler qu'elle avait bien mangé du poisson, une bouillabaisse à la dorade avec des amis, une semaine avant ses premiers symptômes.

Depuis cette histoire, les deux femmes se voient bien plus fréquemment. Car l'arête de la dorade a eu une grande vertu : grâce à toutes les prises de sang réalisées, Judith Loeb-Mansour a pu lui déceler un tout début de diabète et instaurer un suivi précoce. Et elle s'en félicite, elle qui ne cesse de répéter à ses patients l'importance de consulter régulièrement, par précaution.

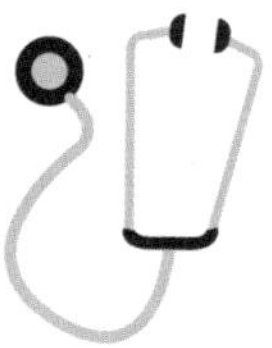

« Pour moi, cette histoire dit qu'il faut être très vigilant et toujours suivre son intuition. C'est vrai que la médecine est une science, mais il y a aussi la petite voix intérieure qu'il faut savoir écouter. D'ailleurs, je l'ai plusieurs fois vérifié. Un jour, une de mes patientes m'a appelée pour annuler notre rendez-vous du jour. J'ai senti que ça n'allait pas. J'ai vivement insisté pour qu'elle vienne quand même, on a longuement parlé. J'ai compris qu'elle était angoissée par une intervention chirurgicale qu'elle devait subir le lendemain et je l'ai rassurée. Plus tard, elle m'a avoué qu'elle avait eu des idées noires et qu'elle aurait pu faire une bêtise. Moi maintenant, quand j'ai l'intuition que c'est grave, je vérifie. Parfois, je me plante, mais tant pis, je vérifie toujours. »

—— *Judith Loeb-Mansour*

BLESSURES

Les médecins travaillant dans le domaine des maladies génétiques rares ont vu les prises en charge considérablement évoluer depuis une vingtaine d'années. Grâce au séquençage du génome humain, peu à peu, de nombreuses pathologies ont pu être identifiées chez des patients jusqu'ici en errance diagnostique. La professeure Sylvie Odent m'a confié l'histoire bouleversante d'un petit garçon atteint de troubles que personne ne comprenait, avant que la science ne fasse un bond fulgurant.

Spécialisée dans les maladies rares, la professeure Sylvie Odent dirige le service de génétique du centre hospitalier universitaire de Rennes. Les symptômes atypiques et les diagnostics compliqués font donc partie de son quotidien, et souvent, c'est elle que les médecins de l'hôpital appellent lorsqu'ils se trouvent face à une énigme médicale. Un jour de 2002, un de ses confrères la sollicite justement pour son aide. Au téléphone, il lui explique qu'un petit garçon de 3 ans déconcerte le service pédiatrique tout entier. Le mystère dure depuis un moment déjà, car l'enfant est malheureusement un habitué de l'hôpital.

Le petit garçon, né à terme, s'est développé normalement dans le ventre de sa mère. Mais, dès le premier mois après l'accouchement, il a connu des problèmes de santé : des otites, des infections cutanées et des plaies à répétition sur tout le corps. Il vient d'être admis de nouveau pour une inflammation chronique aux gencives. Personne ne comprend pourquoi. Plus inquiétant encore : on a beau désinfecter, traiter, mettre des pansements, ses blessures ont du mal à cicatriser. Une fois – tout le service s'en souvient –, le petit garçon a été pris en charge pour une plaie au cuir chevelu qui a mis plus d'un an à guérir malgré les soins prodigués. En parallèle, et peut-être à cause de tous ces symptômes, il a des troubles de la marche, de la parole et du comportement. Parfois, il balance sa tête en arrière et se met à hurler sans raison apparente.

Plusieurs fois, le personnel soignant a soupçonné les parents d'être maltraitants. Et si ces griffures, ces blessures, ce mauvais état général étaient dus à des sévices ? Certes, cela n'expliquait pas pourquoi l'enfant ne guérissait pas normalement, mais à force de le voir revenir à l'hôpital, les médecins et infirmiers en étaient venus à douter. Ils s'inquiétaient pour ce petit garçon. Ils avaient besoin d'un autre avis. C'est pour cela qu'ils ont appelé Sylvie Odent.

La professeure se rend dans la chambre du jeune patient pour le rencontrer. Elle commence à l'examiner et remarque tout de suite qu'il lui manque plusieurs dents de lait, alors que l'âge moyen pour les perdre est de 6 ans. Elle note aussi qu'il a une peau très sèche, des cheveux rares qui poussent de façon éparse et une physionomie un peu particulière, avec un nez volumineux et un front bombé. Et puis, elle constate par elle-même ce dont lui ont parlé les pédiatres : des cicatrices et des plaies partout sur son petit corps. De quoi peut souffrir cet enfant ? Sylvie Odent n'en sait rien encore. Mais elle a déjà une intuition : elle pense que ses parents n'y sont pour rien et que leur fils est probablement atteint d'un grave trouble du développement, peut-être génétique. Elle demande à les rencontrer.

Pendant la consultation, elle leur pose de nombreuses questions afin de retracer le parcours médical de leur enfant. Les parents se livrent et énumèrent tous les maux qui font le quotidien de leur fils, et le leur, depuis sa naissance. La liste est impressionnante. Ils évoquent également ses troubles du comportement, ses cris intempestifs, son sommeil perturbé depuis toujours. Est-ce que cela a un lien avec ses blessures ? Ils ont aussi remarqué quelque chose qui les plonge dans le désarroi le plus complet : il a maintenant tendance à s'automutiler. Enfin, ils précisent que leur fils ne transpire jamais. Ils ne savent pas si c'est important, mais ils le signalent, à tout hasard.

L'entretien achève de convaincre la professeure que les parents ne sont en rien maltraitants. Ils sont au contraire très attentifs et mobilisés aux côtés de leur petit garçon. Elle est particulièrement émue par la maman qui se démène et a mis toute sa vie entre parenthèses pour tenter de soulager son enfant. Eux aussi ont au fond d'eux l'intuition qu'il se passe quelque chose de grave. Mais quoi ? La professeure a rapidement deux premières hypothèses qu'elle veut vérifier. Elle se demande en premier lieu si les infections spontanées qui ont du mal à guérir ne sont pas liées à un **déficit immunitaire**. Peut-être que l'organisme du petit garçon ne sait pas se défendre, tout simplement ?

Qu'est-ce que le déficit immunitaire ?

Le système immunitaire nous protège de la dissémination d'une infection. Si une de ses composantes dysfonctionne, notre organisme est vulnérable et exposé à des virus et bactéries qui se développent plus souvent. Nous guérissons donc moins rapidement. On parle alors de « déficit immunitaire ». Il peut être « primitif », quand il est inné depuis la naissance, ou « secondaire », quand le système immunitaire est fragilisé par une cause extérieure, comme un traitement par chimiothérapie ou la malnutrition.

Pour vérifier cette piste, Sylvie Odent se tourne vers une spécialiste de l'immunologie pédiatrique à l'hôpital. Une batterie d'examens est effectuée. Mais les résultats sont négatifs : l'enfant ne présente aucun trouble lié à son système immunitaire.

Il faut chercher dans une autre direction. La professeure passe à sa seconde hypothèse : la dysplasie ectodermique hypohidrotique. Il s'agit d'une maladie génétique rare qui se caractérise par trois symptômes : des cheveux clairsemés, des dents manquantes ou de forme anormale, et une absence de transpiration. Par ailleurs, les personnes atteintes ont la peau très sèche, comme cet enfant. Cela pourrait bien correspondre. Mais malheureusement, en 2002, la mutation génétique en cause n'a pas encore été identifiée et cette hypothèse ne peut donc pas être vérifiée. Sylvie Odent garde cette idée en tête. Mais elle doute.

Elle pense ensuite à une autre maladie génétique rare, le syndrome de Smith-Magenis, décrit pour la première fois en 1982 par les généticiennes Ann Smith et Hélène Magenis. Le petit garçon a en effet plusieurs troubles similaires : déficit intellectuel, troubles du comportement et du sommeil. Chez la plupart des personnes atteintes, ce syndrome est causé par l'absence d'un petit morceau du chromosome 17.

Mais le résultat revient négatif : le chromosome 17 du petit garçon ne présente aucune anomalie.

À ce moment-là, la professeure a exploré trois pistes. Deux sont écartées. La troisième, la dysplasie ectodermique hypohidrotique, reste une suspicion encore impossible à vérifier. Malheureusement, Sylvie Odent touche du doigt les limites de sa discipline, en plein essor. Le génome humain est encore en cours de séquençage, il faut se résoudre à être patient et elle doit faire face à la détresse des parents de l'enfant, pleins d'espoir à chaque examen pratiqué.

Sylvie Odent voit moins le petit garçon qui continue cependant d'être pris en charge très régulièrement dans le service pédiatrique de l'hôpital pour ses blessures chroniques. Mais un an plus tard, elle est de nouveau appelée à la rescousse. L'état général du jeune patient a empiré, et les médecins qui le suivent sont toujours aussi démunis. En grandissant, il chute et se blesse de plus en plus, comme s'il n'avait aucune notion du danger. À ses plaies et ses infections s'ajoutent donc des fractures répétées et son retard psychomoteur s'est aggravé. Le cas de cet enfant demeure mystérieux.

La professeure l'examine. Elle cherche une autre piste à explorer et remarque un nouveau symptôme. Le petit garçon est très laxe, c'est-à-dire qu'il est anormalement souple au niveau de ses articulations. Cela lui fait penser à un syndrome d'Ehlers-Danlos, un groupe de maladies génétiques rares qui associe cette hyperlaxité à des problèmes d'infection et de cicatrisation. Mais encore une fois, Sylvie Odent doit s'arrêter au stade de la suspicion. Il faudra attendre une quinzaine d'années, 2017 précisément, pour que les gènes responsables de cette maladie et leur mutation soient identifiés.

Les années passent, et malheureusement, la situation de l'enfant ne s'améliore pas. Tout le personnel soignant du service de pédiatrie se souvient de lui et de sa mère à son chevet, venant parfois plusieurs fois dans la même semaine.

Et puis, un jour, la professeure est une nouvelle fois appelée par le service pédiatrique. Un chirurgien et un anesthésiste veulent absolument lui parler. Ils ont remarqué quelque chose, peut-être un élément important pour le diagnostic. Ils expliquent à la professeure avoir observé que l'enfant semblait peu sensible à la douleur, comme s'il n'avait pas vraiment besoin d'anesthésie. Il ne se plaint quasiment pas quand on lui applique des produits sur ses plaies ou quand on lui change ses pansements. Sylvie Odent décide d'explorer cette piste. Elle lui fait pratiquer un électromyogramme qui confirme rapidement que le petit garçon est atteint d'une neuropathie, un dysfonctionnement de ses nerfs.

C'est la première fois que la professeure a un élément tangible sur lequel appuyer sa réflexion. Elle sent qu'elle tient quelque chose. C'est à elle de solliciter maintenant l'aide d'un autre service de l'hôpital : le service de dermatologie. Elle demande le prélèvement d'un bout de peau de l'enfant avec l'objectif d'étudier les nerfs qui le composent. Une biopsie est effectuée et le résultat permet d'émettre une nouvelle hypothèse : l'enfant souffre peut-être d'une insensibilité congénitale à la douleur.

Il s'agit d'une maladie génétique très rare et encore mal connue qui se traduit par une absence totale de ressenti douloureux. Comme ce petit garçon, les personnes qui souffrent de ce syndrome se blessent, car ils n'ont pas ce signal d'alarme si précieux qu'est la douleur et qui nous permet de grandir en sachant éviter le danger. Avoir mal quand on se mord la langue, en mangeant par exemple, cela nous apprend à mastiquer de façon à ne pas nous blesser. Craindre la douleur nous fait aussi retirer notre main d'une flamme ou d'une eau trop chaude, ou le pied d'un terrain caillouteux. Et tous ces gestes peuvent lourdement blesser quand on ne ressent rien et qu'on ne se protège pas.

Les infections et les plaies à répétition du petit garçon pourraient s'expliquer par ce syndrome.

Sylvie Odent s'empare de cette piste et contacte le professeur Pierre Landrieu, un chercheur qui connaît bien cette maladie et qui exerce à l'hôpital du Kremlin-Bicêtre, à Paris. Au téléphone, elle lui décrit les symptômes du petit garçon qu'elle suit maintenant depuis quatre ans. Le professeur est tout de suite persuadé qu'elle cherche dans la bonne direction.

Mais là encore, en 2004, la confirmation génétique de ce diagnostic n'est pas possible. Ce syndrome s'ajoute ainsi aux autres hypothèses, même si, cette fois, plusieurs éléments cliniques convergent : l'électromyogramme, la biopsie de peau et la conviction du spécialiste en plus.

Deux ans passent encore. On est en 2006, le petit garçon a fêté ses 7 ans quand Sylvie Odent reçoit un coup de téléphone de son confrère Pierre Landrieu. Il la prévient qu'une équipe de chercheurs en Allemagne vient d'identifier le gène en cause dans le syndrome d'insensibilité congénitale à la douleur. Il s'agit du « NTRK1 ». Ce laboratoire allemand est désormais capable de réaliser le test génétique qu'il manquait pour confirmer ou infirmer la maladie de son patient.

De nouveau, les parents sont prévenus qu'un espoir de diagnostic se dessine. La professeure envoie un prélèvement sanguin au laboratoire allemand et le résultat tombe. Deux mutations responsables de la maladie sont repérées sur le gène NTRK1 : l'enfant est atteint d'une « neuropathie sensitive et autonomique héréditaire de type 4 ». Cette maladie se caractérise par l'absence de transpiration, des auto mutilations et une insensibilité à la douleur.

Ça y est. Un diagnostic, enfin, qui explique d'un coup tout ce qui arrive à cet enfant depuis sa naissance. Et même s'il n'existe pas de traitement curatif, cela change beaucoup de choses. Les médecins axent leur prise en charge sur la prévention, et c'est efficace. Il faut éviter les risques en apprenant à l'enfant à reconnaître toutes les situations qui peuvent lui causer des blessures (froid, chaud, chocs...). Et quand il y en a malgré tout, il est nécessaire de les soigner en tenant compte de ses difficultés de cicatrisation.

Aujourd'hui, le petit garçon a bien grandi, il a une vingtaine d'années. Sylvie Odent le reçoit encore régulièrement. Il vit la moitié de son temps en foyer spécialisé et se blesse beaucoup moins. Le traitement se fait toujours attendre, mais la professeure en est convaincue : savoir ce dont on souffre est déjà une grande victoire dans le domaine des maladies rares, pour le patient comme pour son entourage. La première étape, peut-être, avant un remède et une guérison.

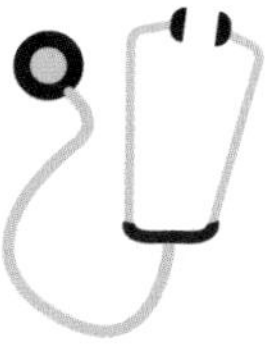

« C'est un jeune homme qui est agréable. Il s'exprime beaucoup mieux, il est très souriant, et j'avoue que je suis toujours émue de le revoir avec cette maman qui lui a consacré sa vie... Moi, en tant que médecin, cette histoire m'a beaucoup marquée. J'étais contente d'avoir continué à chercher, ça m'a confortée dans l'idée qu'il ne fallait jamais lâcher. Car le principal dans tout ça, c'est qu'on ait enfin pu répondre à cet enfant et à sa famille. Et puis, sur le plan scientifique, bien sûr, on peut espérer qu'il s'agit d'une première étape pour ce syndrome. Car actuellement, la génétique explose, il y a des essais thérapeutiques ciblés mis au point sur certains types de mutation, et il faut espérer, pour ce patient comme pour d'autres, que cela débouchera un jour sur une correction du gène ou, au moins, un effet sur sa mutation. »

—— *Sylvie Odent*

MONTAGNES RUSSES

Jade Avril est kinésithérapeute à Paris. Elle exerce depuis quelques années seulement et, déjà, elle a fait l'expérience d'une prise en charge complexe, en « montagnes russes » selon ses propres mots. Alors que sa patiente lui avait été adressée pour une pathologie des plus classiques, elle s'est aperçue qu'elle faisait fausse route, comme les médecins qui l'avaient examinée avant elle...

Il est 18 heures dans le cabinet de Jade Avril et les consultations s'enchaînent à un rythme soutenu. Elle exerce à Paris, et à cette heure-ci, ses patients sont pour la plupart des employés de bureau qui travaillent dans le quartier et viennent une fois leur journée terminée. C'est justement le profil de la jeune femme d'une trentaine d'années qui attend pour le prochain rendez-vous. Jade Avril le devine tout de suite, à sa tenue vestimentaire et à son ordinateur portable qu'elle tient contre elle. Mais ce qu'elle remarque aussi, c'est qu'elle semble avoir très mal au dos, à tel point qu'elle ne s'est même pas assise sur les fauteuils dans la salle d'attente. Elle est restée debout, figée. Comme son sourire quand elle lui dit bonjour.

Une fois dans le bureau de la kinésithérapeute, la jeune femme explique que cela fait six mois qu'elle souffre de douleurs aux lombaires qui irradient le long de sa jambe gauche. Parfois, c'est supportable, mais à d'autres moments, ce sont des pics de douleur intenses qui durent plusieurs jours. Dans ces cas-là, elle ne peut plus rien faire. Prendre les transports en commun pour se rendre à son bureau devient mission impossible, et depuis le mois de septembre, elle a même dû prendre plusieurs arrêts maladie, ce qui ne lui était jamais arrivé jusqu'ici.

Au départ, elle n'a pas cherché à consulter. Elle mène une vie à cent à l'heure et, sauf urgence, elle voyait mal comment caser des rendez-vous de médecin dans son agenda. Et puis, elle pensait surtout que cela passerait tout seul... Mais voyant que ses crises se répétaient, elle a fini par appeler son généraliste, qui a tout de suite pensé à une sciatique, étant donné la localisation de sa douleur, du bas du dos à la jambe. Il lui a prescrit des antalgiques et lui a recommandé d'avoir une activité physique plus régulière. Cette pathologie est en effet souvent provoquée par un affaiblissement des muscles qui maintiennent le dos. D'ailleurs, elle le reconnaît, elle s'est bien inscrite dans une salle de sport, mais elle n'y va presque jamais. Son quotidien, c'est surtout d'être assise immobile devant un ordinateur.

Les antalgiques ne lui suffisant pas, son généraliste l'a ensuite adressée à un rhumatologue qui lui a prescrit une IRM. Bilan : une **discopathie dégénérative** des disques L4, L5 et S1 situés dans la région lombaire, en bas de la colonne vertébrale. Le spécialiste lui a alors prescrit des anti-inflammatoires pour soulager ses pics de douleur et plusieurs séances de kinésithérapie. C'est pour ça qu'elle est arrivée ici, dans ce cabinet qui se trouve juste à côté de l'ambassade où elle travaille.

Jade Avril l'écoute attentivement. Elle connaît par cœur ce type de récit. Toute la journée, elle manipule des dos noués par la vie de bureau, le stress, les réunions et le travail sur ordinateur. Par ailleurs – et ses patients n'en sont pas toujours conscients –, l'usure des disques est tout à fait naturelle, elle se déclenche même dès l'âge de 14 ans. Ceux que l'on appelle « L5 S1 » (entre la 5e vertèbre lombaire et la 1re vertèbre du sacrum) et « L4 L5 » (entre la 4e et la 5e vertèbre, les deux plus basses) sont les plus fréquemment abîmés. Elle rassure sa patiente. Ce qui est important, c'est de la soulager au plus vite.

Qu'est-ce que la discopathie dégénérative ?

Il s'agit d'une usure progressive des disques intervertébraux, placés entre les vertèbres de la colonne. Ils jouent un rôle essentiel en amortissant tous les chocs lors d'activités physiques. Avec l'âge et la perte d'élasticité, ils peuvent se déshydrater, se fissurer et ainsi perdre en qualité. Dans ce cas, des douleurs peuvent apparaître dans le bas du dos (lombalgie), le haut du dos (dorsalgie) ou encore les cervicales (cervicalgie). Elles peuvent aussi irradier dans d'autres zones du corps. Par exemple, une douleur dans l'omoplate peut aller jusqu'au bout du bras et une lombalgie toucher le nerf sciatique.

La kinésithérapeute commence par mesurer sa souplesse et sa mobilité, et constate très vite que la jeune femme est vraiment complètement bloquée. Concernant « le test doigts-sol », où elle lui demande de se baisser pour essayer de toucher par terre, sa patiente peut à peine descendre de 20 cm. Idem pour « le test de Lasègue », aussi appelé « le test de jambes tendues ». En effet, lorsqu'elle commence à lui lever doucement la jambe gauche, la patiente l'arrête presque tout de suite. Ses douleurs sont trop importantes. Jade Avril la masse pour détendre ses muscles et l'apaiser, puis lui propose de revenir un jour après pour poursuivre la séance.

Quand elle la revoit le lendemain dans la salle d'attente, elle remarque tout de suite que sa patiente semble aller mieux. Cette fois, elle s'est assise, ses traits sont plus détendus et elle dit à la jeune kinésithérapeute que ses massages lui ont fait beaucoup de bien. Jade Avril constate qu'en effet, sa mobilité s'est améliorée depuis la veille. Tant mieux. Elle la manipule de nouveau et lui explique encore une fois l'importance d'avoir une activité physique régulière. Même si elle ne va pas souvent faire du sport, il est important qu'elle effectue des étirements. Lors de la seconde partie de la consultation, elle lui apprend un enchaînement de mouvements à effectuer pendant dix minutes chaque matin. Il est essentiel pour la kinésithérapeute de rendre ses patients atteints de douleurs chroniques le plus possible autonomes, afin qu'ils soient acteurs de leur parcours de soins. La consultation s'achève, Jade Avril est satisfaite, sa patiente aussi. Elles conviennent d'un rendez-vous la semaine prochaine afin de consolider ces améliorations. Mais la jeune femme ne viendra pas. Cette semaine-là, la France s'arrête : le premier confinement lié à l'épidémie de Covid-19 commence et interrompt brutalement son suivi.

Pendant toute cette période, Jade Avril maintient le lien avec elle ainsi qu'avec le reste de sa patientèle comme elle le peut. Elle multiplie les coups de téléphone et les messages pour les encourager à poursuivre leurs étirements. Quelques mois plus tard, quand elle reçoit sa patiente de nouveau, elle est agréablement surprise. La jeune femme reconnaît qu'elle a encore quelques crises, mais elle a l'impression que ses douleurs s'estompent. Jade Avril constate que sa mobilité est normale. Elle lui recommande alors de prendre des cours de Pilates, une activité physique qui doit lui permettre de continuer à renforcer ses muscles posturaux et ainsi protéger sa colonne vertébrale des chocs du quotidien. Et quand sa patiente quitte son bureau, la kinésithérapeute est presque persuadée que c'est la dernière fois qu'elle la voit.

Mais elle se trompe. Une semaine plus tard, sa patiente lui envoie un véritable message de détresse. Elle est clouée au lit depuis trois jours par une atroce douleur, la même qu'avant, irradiant dans toute sa jambe gauche. Elle a dû prévenir son employeur, elle ne peut pas se rendre à son travail, encore une fois. Elle est effondrée. Ça recommence, malgré tout le travail qu'elles ont effectué ensemble.

Jade Avril perçoit une vive angoisse dans sa voix. Elle-même ne comprend plus rien. Comment est-ce possible alors qu'il y a quelques jours à peine, elle aurait juré que sa patiente était tout à fait capable de prendre des cours de sport ? La jeune femme lui assure en plus qu'elle a scrupuleusement continué sa routine matinale d'étirements. La kinésithérapeute lui recommande de prendre des antalgiques, de retourner consulter son médecin et de la tenir au courant. Elle raccroche et réfléchit. Elle se remémore tous leurs échanges. Et soudain, un élément lui revient. Lors de leur première entrevue, elle lui avait demandé si elle prenait un traitement médicamenteux au quotidien, une pilule par exemple. Sa patiente lui avait répondu que non, lui indiquant avoir justement arrêté ce mode de contraception. Comme de nombreuses femmes aujourd'hui – la vente des contraceptifs oraux a baissé de 12 % depuis dix ans –, elle a préféré passer à une solution sans hormones et s'est fait poser un stérilet en cuivre. C'était juste avant ses premières douleurs en septembre dernier. Et si cela avait un lien ?

Jade Avril lui envoie aussitôt un message en lui demandant de remplir ce qu'elle appelle « un calendrier de la douleur ». Chaque jour, la jeune femme devra y noter si elle a eu mal, donner une note de 1 à 10 à son niveau de souffrance et la décrire le plus précisément possible. Deux mois plus tard, sa patiente revient avec son calendrier rempli. Au premier coup d'œil, la kinésithérapeute a compris : ses pics inflammatoires démarrent à chaque fois juste avant ses règles. Elle souffre peut-être d'**endométriose**.

C'est très rare que des cellules de l'endomètre migrent le long du nerf sciatique, mais pourquoi pas ? La jeune kinésithérapeute sait qu'il existe de nombreuses formes d'endométriose, qui peuvent être localisées hors de la région pelvienne, parfois même dans le diaphragme ou le thorax. En changeant de contraception, sa patiente a pu, sans le savoir, mettre fin à une protection contre ces douleurs. Pour rendre la nidation difficile, les hormones présentes dans la pilule bloquent en effet la prolifération de l'endomètre. Sans pilule, les cellules endométriales ont donc pu se développer.

Qu'est-ce que l'endométriose ?

L'endométriose est une maladie gynécologique inflammatoire rythmée par le cycle menstruel. Elle cause de vives douleurs aux femmes qui en sont atteintes. Elle serait due à la présence de fragments de la muqueuse utérine (l'endomètre) en dehors de leur localisation normale, la plupart du temps dans la région pelvienne, le côlon, l'intestin grêle, ou encore la paroi abdominale. À chaque cycle, les cellules endométriales réagissent à l'influence hormonale et se mettent à saigner en même temps que les règles, créant de micro-hémorragies et des douleurs. Elle touche en particulier les femmes âgées de 25 à 40 ans et peut causer l'infertilité : on estime que 30 à 40 % de femmes souffrant d'endométriose ont des difficultés pour avoir des enfants. Cette maladie s'arrête en général à la ménopause, quand les règles disparaissent.

Le changement de contraception de cette patiente a pu permettre leur migration le long de son nerf sciatique.

L'hypothèse de l'endométriose est donc plausible pour Jade Avril. Tous les gynécologues ne sont pas encore formés à son diagnostic. La maladie vient tout juste d'être intégrée au cursus des étudiants en médecine. Elle recommande donc à sa patiente une consultation spécialisée dans un hôpital qu'elle connaît et lui demande de bien la tenir au courant. Quelques semaines plus tard, elle reçoit un message de la jeune femme. Son intuition était la bonne. Sur son IRM pelvienne, la gynécologue a décelé des cellules endométriales le long de son nerf sciatique.

La jeune patiente la remercie chaleureusement. Alors que le délai moyen pour diagnostiquer une endométriose en France est de sept ans, sa prise en charge a été très rapide et la maladie n'a pas eu le temps d'entraîner ce que l'on appelle des « adhérences », quand l'inflammation des tissus crée peu à peu des accolements de différentes structures anatomiques. C'est une complication de la maladie qui mène souvent à la chirurgie tant les douleurs sont importantes.

En guise de traitement, sa gynécologue lui a simplement recommandé d'enlever son stérilet en cuivre et de reprendre une pilule contraceptive provoquant une aménorrhée, c'est-à-dire l'absence de règles. Et peu à peu, les douleurs de la jeune femme ont disparu.

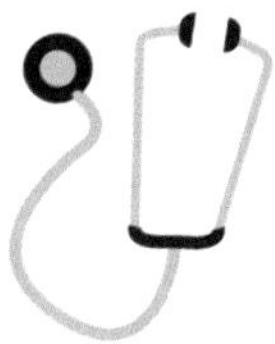

« Elle était vraiment soulagée qu'on ait trouvé ce dont elle souffrait, et on était toutes les deux réjouies que ça se termine bien, sans séquelle. Finalement, cette patiente m'a beaucoup apporté parce qu'elle est arrivée au cabinet avec un tableau clinique très classique, mais qui cachait une autre pathologie. Cela m'a montré qu'il faut toujours pousser plus loin et ça me restera en tête. Et puis, désormais, quand je reçois une nouvelle patiente qui a la trentaine et des problèmes de dos persistants, je lui pose directement la question de la contraception, ce qui n'était pas le cas avant. Ça a été quand même une prise en charge très spéciale avec le confinement, beaucoup d'acteurs différents, et surtout, cette évolution un peu "en montagnes russes", ça n'arrive pas souvent, heureusement. »

—— *Jade Avril*

ANTÉCÉDENT

Si vous êtes déjà allé faire du ski, vous avez peut-être fréquenté un cabinet médical en station. Les médecins qui y exercent ont un rythme trépidant pendant la saison touristique d'hiver. Ce sont eux qui prennent en charge toutes les foulures, entorses, fractures et traumatismes divers des skieurs. Mais dans ce quotidien un peu routinier, il y a parfois des patients qui leur donnent du fil à retordre. Le docteur Vincent Lecarme m'a raconté l'histoire d'un petit garçon qui l'a profondément marqué.

C'est le mois de mars, et le village de Lanslevillard en Savoie fourmille de vacanciers et de travailleurs saisonniers. Vincent Lecarme exerce toute l'année dans son cabinet médical situé au pied des pistes de ski. En dehors des périodes scolaires, il a une activité classique de médecine générale, s'occupe des habitants du coin et de leurs soucis de santé. Mais pendant la haute saison, c'est un tout autre rythme. Sa pratique bascule vers la prise en charge de tous les accidents liés aux sports de montagne, heureusement avec l'aide de deux autres médecins recrutés pour lui prêter main-forte.

Ce jour-là, en fin de matinée, c'est déjà l'effervescence dans son cabinet. Le docteur, qui a une trentaine d'années d'expérience, a remarqué que les accidents se produisent souvent juste avant l'heure du déjeuner. Peut-être à cause d'une baisse de tonus des skieurs. Dans sa salle d'attente, les blessés défilent, plusieurs sont installés sur des brancards. Les trois médecins effectuent des examens cliniques et des imageries au pas de course, et le téléphone n'arrête pas de sonner. L'un des appels vient du service des pisteurs-secouristes. Le docteur est informé qu'un petit garçon de 8 ans a été découvert seul et hagard au bord d'une piste. Des skieurs ont prévenu les secours en pensant qu'il avait peut-être subi un choc. L'enfant, lui, est incapable de raconter ce qui lui est arrivé et ses propos ne sont pas très cohérents. Tous ces éléments mettent le médecin en alerte. D'abord, c'est un enfant. Et son état laisse penser qu'il pourrait avoir une pathologie plus complexe qu'une simple fracture.

Quelques minutes plus tard, la pisteuse arrive et Vincent Lecarme est tout de suite interpellé par la façon dont elle a transporté l'enfant. Il n'est pas allongé dans le traîneau d'évacuation comme c'est le cas habituellement pour les skieurs blessés. Il est semi-assis, dans une posture *a priori* bien moins confortable. La pisteuse lui explique que le petit garçon a refusé de s'allonger et qu'elle a bien entendu respecté son souhait. Elle comme le médecin savent que le ressenti d'un patient est important et peut même avoir une explication médicale : les personnes souffrant d'un traumatisme au niveau de la cage thoracique ne doivent pas être transportées à plat, à l'inverse de celles ayant reçu un choc au niveau de la colonne vertébrale. La pisteuse précise enfin que l'état de l'enfant n'a pas évolué depuis son coup de téléphone. Il est somnolent, parfois conscient, parfois non, et ne peut toujours pas se souvenir de ce qu'il lui est arrivé. Personne ne sait s'il a fait une chute de ski, s'il a subi un choc ou s'il a été victime d'un malaise.

Le docteur prend immédiatement le petit garçon en charge. Il commence à l'examiner quand, soudain, la tante de l'enfant arrive dans le cabinet, complètement affolée. Elle raconte qu'elle skiait en contrebas quand il s'est arrêté en bord de piste, elle ne peut donc pas dire ce qu'il s'est passé. Mais elle avance une hypothèse. Elle explique qu'il est diabétique, qu'elle n'a pas l'habitude de s'occuper de lui, et justement, c'est elle qui lui a fait sa piqûre d'insuline le matin même. Elle se demande si elle n'a pas commis une erreur et elle culpabilise. Vincent Lecarme la rassure. Il pense alors que l'enfant est sans doute victime d'un malaise lié à son **diabète**.

Les malaises dus au diabète

En France, le diabète concerne plus de 3,5 millions de personnes, soit 5 % environ de la population. Malgré leur suivi, les diabétiques peuvent déclencher des malaises liés à un taux de sucre trop élevé dans leur sang (hyperglycémie) ou, au contraire, trop bas (hypoglycémie). Pour stabiliser leur taux de sucre autour de 0,7 à 1 g par litre de sang, ils doivent prendre de l'insuline. Les malaises peuvent survenir si la dose d'insuline est insuffisante, trop élevée ou trop tardive.

Cela lui semble plausible. Une **hypoglycémie** peut tout à fait expliquer l'état de faiblesse de cet enfant et ses troubles de l'attention. Pour vérifier cette hypothèse, le médecin effectue un dosage de la glycémie en prélevant une goutte de sang sur son doigt. Et en effet, son **taux de sucre** est très bas, 0,6 g par litre de sang alors que la normale est de 0,7 à 1 g.

Il lui donne un peu d'eau sucrée, avec précaution, car il n'a pas encore achevé son examen clinique. Son patient a peut-être eu un accident en skiant, il ne peut donc toujours pas exclure un traumatisme crânien ou de la colonne vertébrale. Il lui demande de serrer les poings, de bouger les pieds, de suivre son doigt du regard, de bouger la tête... Toujours en position assise, le petit garçon s'exécute sans difficulté particulière. Le médecin examine maintenant son dos. Il touche ses vertèbres cervicales avec prudence, lui fait bouger la tête avec douceur. *A priori*, tout va bien aussi de ce côté, l'enfant ne signale pas de douleur.

En parallèle, le sucre semble avoir fait son effet. Il prend un peu de vigueur, se redresse et parle désormais de façon

Comment faire remonter le taux de sucre en cas d'hypoglycémie ?

Les personnes diabétiques sont sujettes à des crises d'hypoglycémie et il leur est conseillé d'avoir toujours avec elles un en-cas sucré en prévention. En cas d'hypoglycémie, donc quand le taux de sucre est inférieur à 0,7 g de sucre par litre de sang, elles doivent immédiatement prendre l'équivalent de 15 g de sucre et redoser leur glycémie un quart d'heure plus tard. Les jus de fruits, les morceaux de sucre, la confiture et le miel sont les aliments les plus performants pour faire remonter rapidement une glycémie. En cas d'hypoglycémie sévère, quand la personne diabétique n'a plus assez de force pour ingérer du sucre, il faut lui faire une injection d'un produit hyperglycémiant.

plus cohérente. Le médecin en profite pour lui poser des questions plus précises : « Est-ce que tu as mal ici ? », « Et quand je te touche là ? » Mais toujours rien de particulier à signaler. L'enfant répond « non » à chaque fois qu'il lui palpe le dos, le cou et le ventre. Vincent Lecarme commence à se détendre, il se dit qu'il est en train d'écarter toutes les hypothèses graves quand, soudain, le petit garçon s'affaisse doucement sur son siège. Il ne répond plus aux questions. Il est tout blanc. Il vient de faire un nouveau malaise.

Immédiatement, le médecin redose sa glycémie. C'est anormal, le taux a encore baissé pour atteindre cette fois 0,5 g par litre de sang. Vincent Lecarme comprend que l'eau sucrée est insuffisante pour faire remonter son taux de glycémie. Il faut agir de façon plus radicale. Il effectue au petit garçon une injection de glucagon, le médicament utilisé en cas de crise d'hypoglycémie sévère.

L'effet est presque immédiat. L'enfant reprend connaissance. Mais le médecin remarque tout de suite qu'il est différent. Il est anxieux et agité. « Qu'est-ce que je fais ici ? Qu'est-ce qu'il m'est arrivé ? Où sont mes parents ? » Ses questions fusent, en rafale. Vincent Lecarme fait tout pour le rassurer, lui explique sa chute de glycémie, que sa tante est là et que ses parents sont prévenus. Mais derrière son calme apparent, il commence à être inquiet. Il sait que les malaises liés à l'hypoglycémie peuvent modifier le comportement et rendre une personne somnolente ou, à l'inverse, entraîner une forte nervosité. Cependant, ce qui est troublant, c'est le passage brutal de cet enfant d'un état à l'autre. Pour le docteur, cela remet brutalement en jeu des hypothèses neurologiques plus préoccupantes qu'il était justement en train d'écarter.

Un souvenir lui remonte alors en mémoire. Il y a quelques années, il avait pris en charge un jeune homme qui venait de faire un malaise. Une fois réveillé, le patient s'était montré très agressif avec l'ensemble des personnes autour de lui dans le cabinet. Son père avait pris le médecin à part et lui avait assuré qu'il n'avait jamais vu son fils comme ça. Vincent Lecarme l'avait alors tout de suite envoyé pratiquer des examens : le jeune homme avait en fait été victime d'un **AVC**, un accident vasculaire cérébral.

Et si cet enfant était, lui aussi, en souffrance cérébrale ? Le docteur ne peut plus l'exclure. Mais il doute encore, car le petit garçon ne présente aucun des symptômes habituellement constatés : pas de difficulté pour respirer ou pour bouger un membre, pas de paralysie faciale, de perte de parole ou encore de maux de tête ou de vomissements. Un autre souvenir lui revient alors. Lui-même, il y a quelques années, a été atteint d'une **fistule durale**, une anomalie vasculaire cérébrale qui avait aussi modifié son comportement. Pourtant, il n'avait pas souffert des symptômes classiques, car elle était localisée dans une zone profonde et centrale de son cerveau. Cet enfant a peut-être le même problème que lui ? C'est pourtant si rare à son âge.

Qu'est-ce que l'AVC ?

Un accident vasculaire cérébral survient quand la circulation sanguine est interrompue parce qu'un vaisseau est bouché (AVC ischémique) ou rompu (AVC hémorragique). Repérer les symptômes de l'AVC est déterminant pour la prise en charge et la survie sans séquelle des personnes qui en sont victimes. Un changement brutal de comportement, une déformation de la bouche, une faiblesse d'un côté du corps ou des troubles de la parole, signes associés à un AVC, doivent conduire à appeler immédiatement le 15.

Qu'est-ce que la fistule durale ?

La fistule durale est une lésion qui touche essentiellement les adultes et qui fait dysfonctionner la communication entre les artères vascularisant les méninges. Conséquence : cela empêche une bonne circulation sanguine dans le cerveau. Les symptômes peuvent être de forts acouphènes, des problèmes oculaires ainsi qu'un changement de comportement. La fistule durale est généralement traitée par la chirurgie.

Le médecin repense enfin à ce qui l'avait interpellé au tout début : le petit garçon avait refusé de s'allonger sur le matelas de la secouriste. Comme un réflexe de survie, comme s'il se sentait en danger. Vincent Lecarme pressent à ce moment-là que c'est grave et décide d'agir vite. Il demande à sa secrétaire d'appeler immédiatement le 15. Il craint une hémorragie cérébrale. Dans le même temps, il redose sa glycémie. Elle a de nouveau chuté, malgré l'injection de glucagon. Cela confirme que le diabète n'est plus seul en cause. L'enfant souffre bien d'autre chose.

Dans le cabinet, le petit garçon est encore très agité. Parfois, il se calme, redevient un peu somnolent. Puis il recommence à trépigner. Sa tante à ses côtés est de plus en plus inquiète. Le médecin tente de la rassurer et lui explique qu'il va demander l'hospitalisation du garçon afin de pratiquer des examens plus poussés.

La secrétaire lui passe le médecin du 15. Vincent Lecarme explique qu'il a pris en charge un enfant diabétique dont le taux de glycémie ne réagit pas aux traitements classiques et dont les changements d'humeur lui font penser à un trouble vasculaire cérébral. Au bout du fil, l'autre médecin partage son inquiétude et envoie aussitôt un hélicoptère médicalisé de la gendarmerie avec à son bord un médecin de l'hôpital de Saint-Jean-de-Maurienne. Le docteur lui communique tous les éléments qu'il a pu recueillir sur l'état de santé de l'enfant. Et précise enfin qu'il faut absolument le transporter en position semi-assise.

L'hélicoptère s'en va et le médecin a un pincement au cœur, comme à chaque fois qu'il transfère des patients pour lesquels il n'a pas pu aller au bout de la prise en charge. Pendant la dernière demi-heure, il s'est senti pleinement responsable de ce petit garçon. Maintenant, il s'inquiète pour lui.

Il lui faut poursuivre ses consultations avec les skieurs blessés, les foulures et jambes cassées. Il est repris par le rythme un peu fou de son cabinet pendant la saison touristique, mais repense régulièrement à cet enfant, en espérant que ses confrères lui passeront un coup de téléphone pour le tenir au courant. Une journée passe, puis deux, et le médecin n'a toujours aucune nouvelle. Au troisième jour, il est anxieux. Il se dit que la situation a peut-être pris un tour dramatique et décide de se renseigner.

Il contacte le service des pisteurs qui avait transporté le jeune patient au tout début de l'histoire et parvient à obtenir le numéro de téléphone du père de l'enfant. Avec un peu d'appréhension, il attend le soir pour appeler de chez lui, au calme.

Au bout du fil, le père le rassure sans tarder. Son fils est en vie. Puis il se confond en remerciements. À l'hôpital, les médecins ont découvert au scanner un volumineux **anévrisme** dans son cerveau. Heureusement qu'il a été pris en charge rapidement.

Mais ce n'est pas tout. Ils lui ont également annoncé que, si son fils avait été examiné ou transporté en position allongée, il aurait pu succomber. La pression intracrânienne aurait assurément conduit à la rupture d'anévrisme. Le père raconte que l'enfant a ensuite été transféré à l'hôpital de

Qu'est-ce que l'anévrisme ?

L'anévrisme apparaît en raison d'une dilatation, souvent progressive, de la paroi d'une artère, qui prend alors le plus souvent la forme d'une poche de sang. Entre 2 et 4 % de la population serait porteuse d'un anévrisme cérébral, en général sans symptômes. Le risque, rare, est qu'il se rompe, c'est la rupture d'anévrisme. Au fur et à mesure, l'anévrisme peut en effet fragiliser la paroi de l'artère, se fissurer en créant une lésion, jusqu'à la rupture, entraînant alors une hémorragie cérébrale. Dans ce cas, c'est une pathologie grave qui nécessite une prise en charge très urgente et dont le pronostic vital est incertain.

Grenoble. Là-bas, il a pu être soigné, son anévrisme a été rebouché pour éviter de nouveaux saignements, voire une rupture à l'avenir.

En écoutant le récit du père, le docteur est aussi abasourdi qu'ému. Il comprend que son petit patient aurait pu mourir plusieurs fois : pendant son transport depuis les pistes, dans le cabinet médical, dans l'hélicoptère... Mais à chaque étape, la recommandation d'écouter son ressenti et de ne pas l'allonger a été transmise, et toujours respectée. Jusqu'à son arrivée en neurochirurgie à l'hôpital de Grenoble. Ce bon réflexe a permis de sauver la vie de ce petit garçon de 8 ans.

Il se refait aussi le film de l'examen clinique. Comme pour lui précédemment, la lésion cérébrale était située dans une zone profondément enfouie sous le cortex, à la base du cerveau. D'où des symptômes beaucoup moins évidents à diagnostiquer et qui l'ont au départ fait croire à un malaise lié au diabète.

Une dizaine d'années plus tard, Vincent Lecarme a publié un livre* dans lequel il raconte son expérience de médecin à la montagne. Un jour, alors qu'il dédicace son ouvrage dans une librairie, une femme arrive et lui demande avec un large sourire : « Vous me reconnaissez docteur ? » Le médecin, qui voit passer des centaines de visages de patients chaque année, ne parvient pas à l'identifier. C'est la tante du petit garçon, qui a suivi tous les rebondissements de sa prise en charge dans son cabinet, quand l'inquiétude était à son maximum. Elle le remercie, elle aussi, de n'avoir jamais allongé son neveu et de l'avoir rapidement transféré pour le scanner cérébral. Elle lui demande son numéro de téléphone et lui dit que l'enfant, devenu grand, aurait très envie de lui poser quelques questions sur ce qu'il s'est passé, car il ne se souvient de rien.

Vincent Lecarme l'a finalement au bout du fil. Le jeune homme est ému. Et lui raconte qu'il va très bien. Il n'a aucune séquelle de son anévrisme. Il commence des études supérieures, fait du sport, mène une vie de jeune adulte épanoui. Et cela rend le docteur heureux.

*Vincent Lecarme, *Sentiers de vie*, Glénat, 2021.

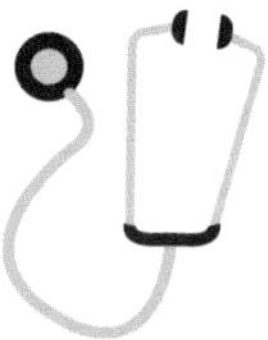

« Cela m'a beaucoup touché d'avoir de ses nouvelles et c'est une belle fin pour cette histoire qui m'a vraiment marqué. Elle m'a rappelé que le suivi des soins dans la médecine est essentiel. La pisteuse, la tante, moi, le médecin du 15, puis celui de l'hélicoptère, le personnel de l'hôpital… Chacun a participé à former une chaîne humaine magnifique qui a sauvé la vie de cet enfant. Et puis, ça montre aussi qu'il ne faut s'interdire aucun diagnostic. Si j'étais resté sur l'hypothèse du malaise diabétique, cela aurait pu avoir des conséquences catastrophiques. »

—— Vincent Lecarme

Remerciements

Un grand merci à tous ceux qui ont partagé leurs témoignages : Isabelle Arnulf, Jade Avril, Jean-Marc Aydin, Christine Bodemer, Clara Brichant, Alicia Cohen, Marine Crest, Jean-Noël Fabiani-Salmon, Ana Ferreiro, Emmanuel Flamand-Roze, Pierre Gargadennec, Emmeline Lagrange, Nicolas Leboulanger, Vincent Lecarme, Judith Loeb-Mansour, Louis, Walid Mekeddem, Mansouria Merad, Sylvie Odent, Luc Périno, Marc Pineton de Chambrun, Yassine Rkik, Axel Sénéquier et Laurent Vercueil.

Je tiens également à remercier, à RTL, ceux qui ont permis que ce podcast existe et se développe : Charlotte Pascal, Alice Boryczka, Gauthier Hourcade et Ghislain Thomas.

Enfin, un immense merci à la belle équipe podcasts de RTL qui a tant apporté à « Symptômes » : Sylvain Zimmermann, Thibault Mazoufre, Etienne Villand, Alice Seyed, Jeanne Rouxel, Constance Willemet, Mildray Goinard, Marie Zafimehy et Camille Kauffmann.